그림으로 쉽게 이해하는

허리 · 무릎 통증

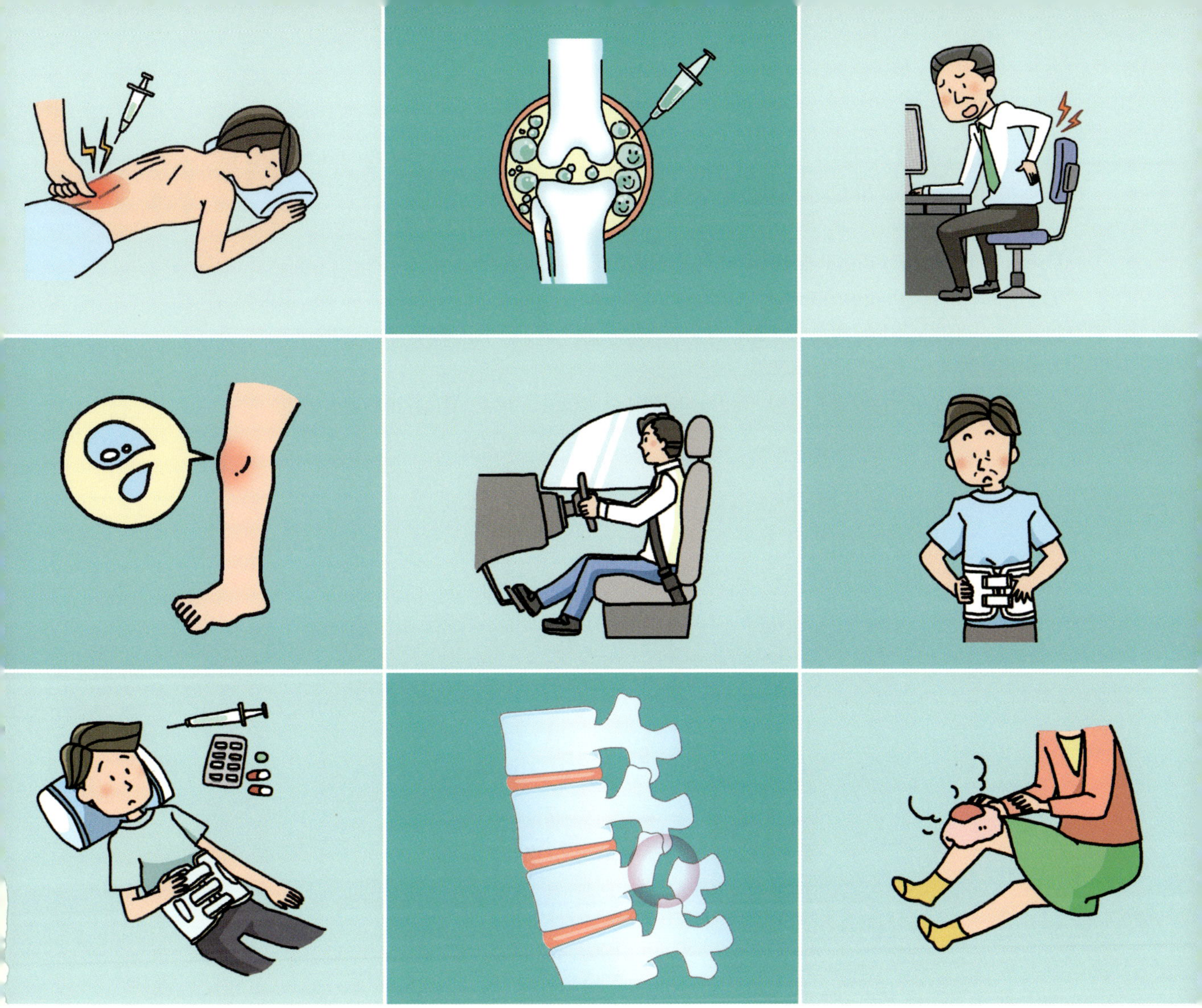

그림으로 쉽게 이해하는

허리 · 무릎 통증

Shigeru Yanagimoto, Eijiro Okada | 정효준 · 서준원

신흥메드싸이언스

그림으로 쉽게 이해하는

허리 · 무릎 통증

발 행	2019년 12월 18일
지 은 이	Shigeru Yanagimoto, Eijiro Okada
옮 긴 이	정 효 준, 서 준 원(수재활의학과의원)
발 행 인	홍 성 혁
발 행 처	**신흥메드싸이언스**
디 자 인	박 은 경
주 소	서울시 영등포구 양산로 53, 501호 (양평동3가, 월드메르디앙비즈센터)
등록번호	제318-2007-000077호
전 화	02-2165-8670
팩 스	02-2165-8675
홈페이지	www.shmed.co.kr
I S B N	978-89-6498-070-5 93510
정 가	23,000원

머리말

일본인의 평균수명은 세계 최고 수준이다.

최근에는 장수의 질이 중요시되고 있어, 건강수명이라는 개념이 관심을 받고 있다. 건강수명이란 건강상의 문제가 없는 일상생활을 보내는 기간, 즉 간병(돌봄) 없이 자신의 힘으로 걷고, 활동적으로 다양한 것을 할 수 있는 기간을 말한다.

스스로 활동할 수 있으려면, 뇌와 장기가 건강한 것은 물론, 이 책에서 설명하려는 다리와 허리가 튼튼한 것이 중요하다. 이 다리, 허리, 손, 발 등 인간의 몸을 건강하게 움직이는 기관이 근골격계이다.

근골격계에는 뇌에서 나온 신경(척수신경), 척추, (말초)신경, 근육, 뼈 등이 포함된다. 이 중에 어느 것 하나라도 이상이 생기면 몸이 정상적으로 움직일 수 없게 되어, 최종적으로 자기 힘으로 이동할 수 없고, 생활이 불편해진다. 이른바 타인의 힘을 빌려 생활하는 간병 생활이 되는 것이다.

이와 같이 근골격계의 이상을 로코모티브(근골격계) 증후군, 통칭 로코모라고 한다. 일본정형외과학회에서는 로코모를 예방하고, 평생 자기 힘으로 건강히 걷고 활동하는 것을 장려하며, 이를 위한 주의점과 대책을 제안하고 있다. 로코모에는 허리, 무릎의 질환이 포함된다. 요통을 일으키는 변형성 척추증과 요추 척주관협착증, 골다공증에 의한 압박골절, 무릎 통증과 보행장애를 유발하는 변형성 무릎관절증은 나이가 들수록 발생이 증가하는 로코모의 주요 질환이다. 이 책에서는 이러한 허리, 무릎 질환에 대해 알기 쉽게 설명하여, 로코모를 예방하는 방법을 제안하고 있다.

허리, 무릎은 비교적 젊은 시기부터 추간판탈출증이나, 운동, 외상 등의 원인으로 통증이 흔한 부위이다. 젊은 층에서도 통증이 발생하기 쉬운 허리, 무릎의 구조와 통증의 발생기전 및 질환의 병태에 대해 자세히 설명하였다. 본래 통증이 생기기 쉬운 허리와 무릎이지만, 추간판, 연골에 노화에 의한 변형이 더해지면, 더욱 통증이 빈발하고 악화되어 일상생활이 어려워진다.

노화로 악화되는 병태와 흔한 질환에 대해 자세히 설명하였다. 그리고 통증이 발생했을 때의 대책, 의사와의 상담 시기, 최신 약물, 수술 등 치료법의 실제에 대하여 기술하였다. 근골격계 분야에서도 최신 의학의 진보는 눈부시며, 기존에는 속수무책이었던 증례에 대해서도 비교적 안전하게 치료할 수 있는 방법이 늘고 있다. 수술치료에서는 침습이 적고, 조기에 재활을 시작하여 퇴원하는 경우도 늘고 있다.

이 책에서 얻을 수 있는 최신 지식을 바탕으로 자신의 몸을 건강하게 유지 관리하면서, 언제까지나 자신의 힘으로 활동하며 인생을 활기차게 살아가자. 이 책이 모든 분들의 건강수명을 연장하고, 평생 즐겁게 보내는데 도움이 되길 바란다.

도쿄 사이세이카이 중앙병원
정형외과 부장

Shigeru Yanagimoto

목 차

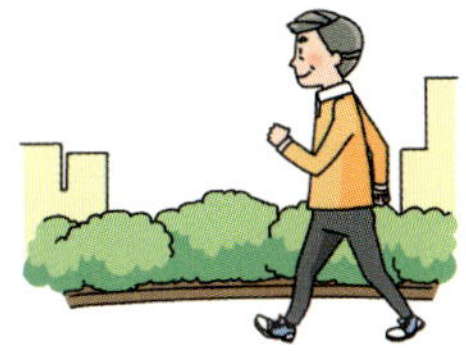

Chapter

1 허리·무릎이 아프면…

어느 정도 나이가 들면 허리와 무릎 통증을 호소하는 사람이 많아진다. '이제 나이가 들었으니...'라고 체념해 버리는 사람이 많은 것은 아닐까? 허리와 무릎의 구조를 제대로 이해한 후, 통증을 없애는 방법을 알아보자.

요통은 왜 발생하는가? 허리의 구조를 체크하자

상체를 지탱하는 척추의 구조

요통으로 고생하는 사람은 매우 많고, 요통은 두발로 서서 걷는 인류의 숙명이라고 흔히 말한다. 누구나 한두 번 정도 허리가 아파 괴로웠던 기억이 있을 것이다.

대체 왜, 이렇게 허리가 아파 고생하는 사람이 많을까. 우선 뼈의 구조에서부터 원인을 찾아보자.

등쪽의 중심에서 몸을 지탱하는 뼈를 '척추'라고 한다. 일반적으로 '등뼈'라고 하며, '척주'라고도 한다. 척추는 '경추', '흉추', '요추', '천골', '미골'의 5개 부분으로 구성되어 있다. 경추에는 7개, 흉추에는 12개, 요추에는 5개의 '추골'이라는 작은 대롱 모양의 뼈가 있으며, 경추에서 요추까지 총 24개의 추골이 이어져 있다.

이 추골을 자세히 살펴보면, 앞쪽의 '추체', 뒤쪽의 '추궁'으로 구성되어 있다.

추체와 추체 사이에는 '추간판'이라 불리는 원판 모양의 연골이 있어, 추골에 작용하는 충격을 완화하는 쿠션 역할을 한다. 또한, 후방에는 세로로 연결되어 '추간관절'을 구성하여 척추의 움직임을 조절한다. 이러한 추체, 추간판, 추궁은 어긋나지 않도록 인대에 의해 연결되고, 그 주위를 근육이 지탱하고 있다. 이처럼 추골과 인대, 근육이 일체가 되어 척추의 원활한 움직임을 만들어내는 것이다.

척추는 앞에서 보면 곧게 뻗어 있지만, 옆에서 보면 완만한 S자 모양의 곡선을 그리고 있다. 우리가 무거운 머리를 받치며 균형을 잡고 서있는 것은 이러한 곡선 때문이다. 또한, 운동 시 진동과 충격을 완화하기도 한다.

용어해설

흉추 : 척추의 일부로 경추와 요추 사이에 있으며, 12개의 추골로 구성된다. 늑골과 결합하여, 척수와 내장을 보호하고 상체를 지지하는 등의 기능을 한다.

척추의 구조

옆에서 보면 완만한 S자 모양의 곡선을 그리고 있다.

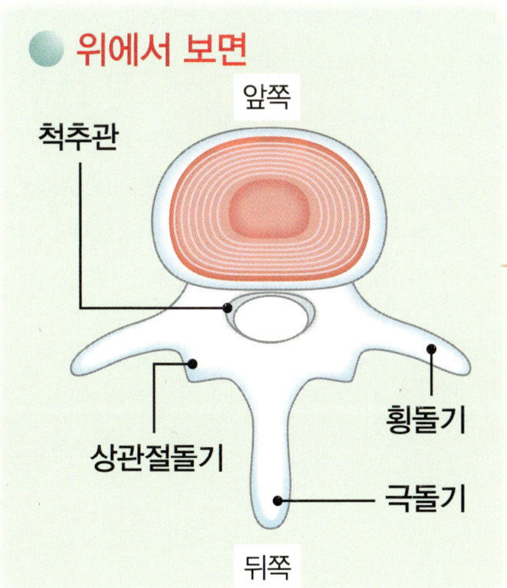

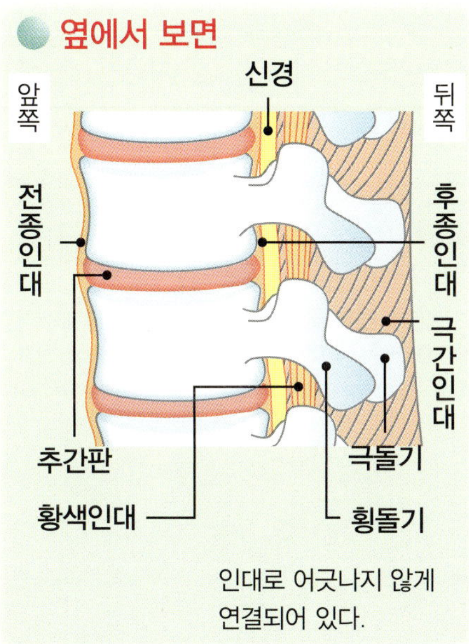

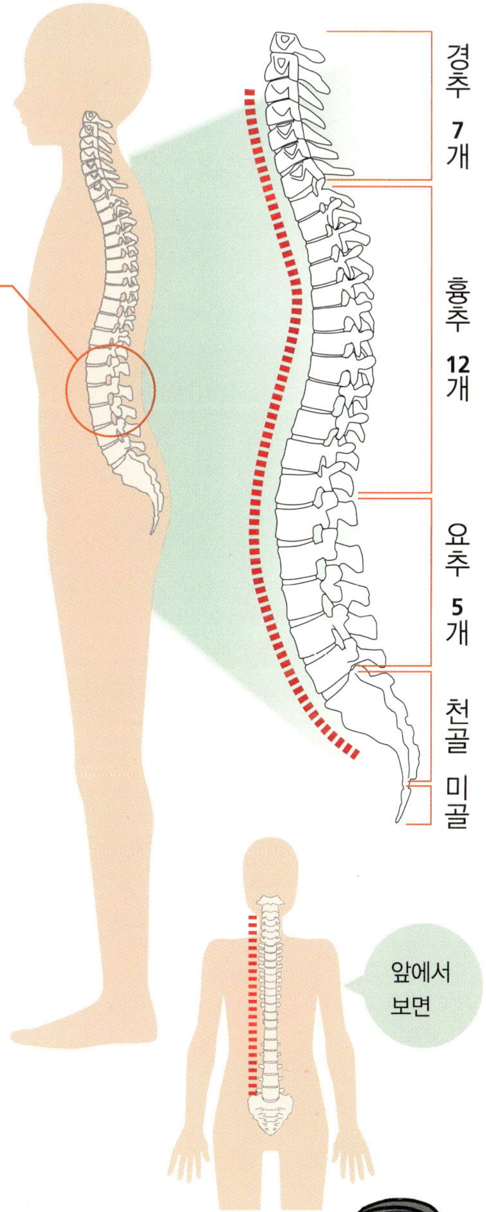

POINT 무거운 머리를 받치고 충격이나 진동을 흡수할 수 있도록 S자로 되어 있다.

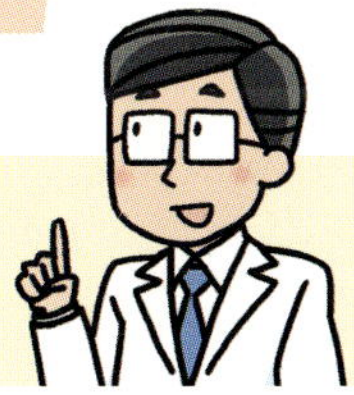

운동 및 지각을 담당하는 척수의 구조

척추는 몸을 지탱하고 움직일 뿐만 아니라, 뇌로부터 이어지는 중추신경을 보호하는 중요한 역할을 담당한다.

추체와 추궁의 사이에는 공동(빈 구멍)이 있어 척추를 세로로 관통한다. 이를 '척주관'이라고 하며, 이 사이로 신경다발인 '척수'가 통과한다. 척수는 운동이나 지각, 자율신경 등을 담당하는 매우 중요한 중추신경이다. 따라서 추골에서 확실히 보호받고 있다. 척수에서는 31쌍의 척수신경이 좌우로 양측으로 나뉘어 추골과 추골 사이를 통해 척주관 밖으로 나와 말초신경이 되어 전신으로 이어진다. 이러한 척수신경의 뿌리 부분을 '신경근'이라고 한다.

척수는 제1요추 부근에서 분지되어 가느다란 신경다발이 된다. 이 다발을 말의 꼬리와 비슷하다고 하여 '마미(馬尾)'라고 한다. 마미에서 나온 신경은 하체의 지각과 운동을 지배한다.

허리가 몸의 중심

허리에는 제1요추에서 제5요추까지 5개의 추골이 있다. 허리는 말 그대로 몸의 중심으로 바로 서 있을 때에는 60% 정도의 체중을 지탱하고 있다. 또한, 상체를 굽히고, 펴거나 비틀거나 할 때 일하는 것이 요추이다.

요추의 아래로 갈수록 받치는 체중이 증가하고 운동량도 커지게 된다. 따라서 제5요추는 가장 부담이 크며 그 다음이 제4요추이다. 실제로 추간판탈출증이 흔하게 발생하는 곳은 제4·제5요추이다.

또한, 허리 부근의 마미는 하체로 이어지는 말초신경의 시작점이다. 허벅지 앞쪽을 지나는 '대퇴신경', 뒤쪽을 지나는 '좌골신경'도 여기에서 시작된다. 따라서 허리에 큰 부하가 작용하면 다양한 신경이 압박되어 허리뿐만 아니라, 엉덩이나 다리 등에도 통증이 나타난다.

용어해설

중추신경 : 신경계 작용의 중추가 되는 부분으로 척추동물에서는 뇌와 척수로 구성된다. 중추신경에서 나오는 신경을 '말초신경'이라고 한다.

허리를 지나는 신경의 구조

허리는 5개의 추골로 구성되어 상체를 지탱한다.

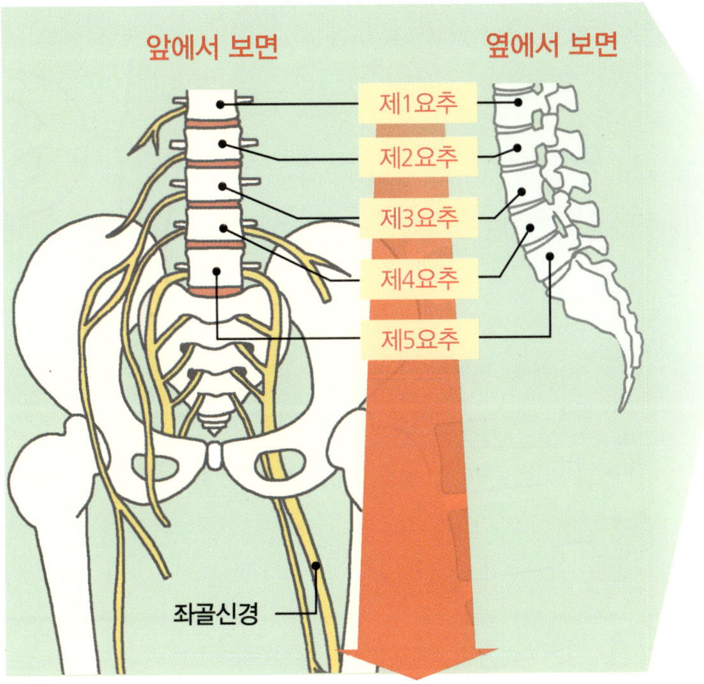

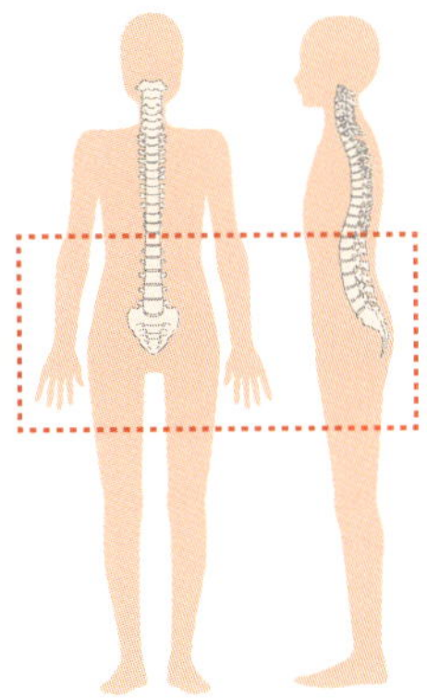

아래로 갈수록 부담 증가

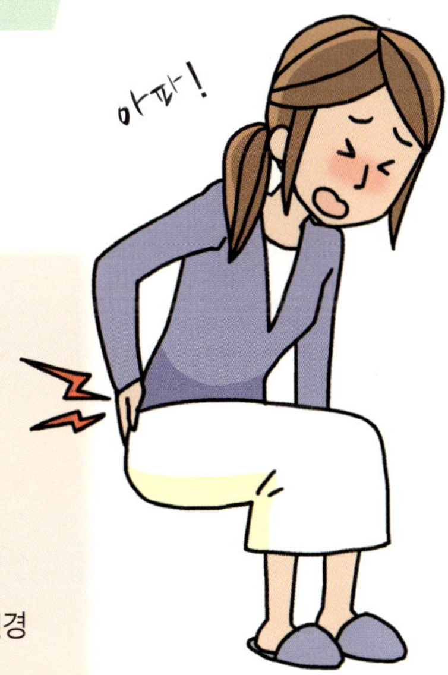

척수와 마미신경

제1요추 부근에서 분지한 가느다란 신경다발을 마미신경이라 한다.

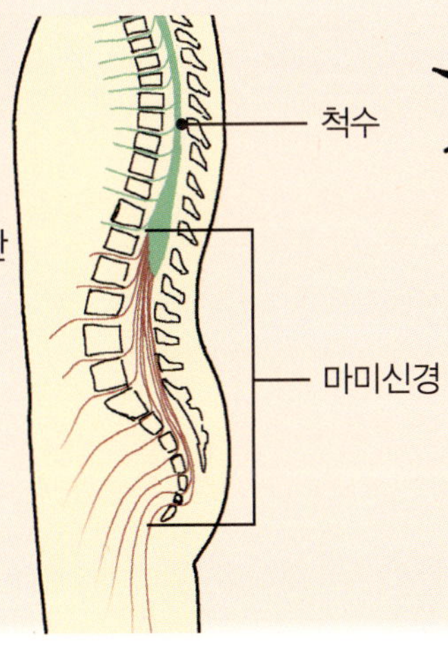

허리에 부담이 가해지면 다양한 신경이 압박되어 통증이 나타난다.

무릎 통증은 왜 발생하는가? 무릎의 구조를 체크하자

큰 부하와 움직임을 견디는 무릎

허리는 골반과 함께 상체의 무게를 받치고 있지만, 더 큰 부하를 받고 있는 것이 무릎이다.

한쪽 무릎에 가해지는 부하는 걸을 때에 체중의 약 2.6배라고 한다. 계단을 오르내리거나 달리고, 뛰어오르면 부담은 더욱 증가한다.

이처럼 무릎은 매우 큰 부하나 충격이 가해지는 관절이라 할 수 있다.

무릎관절이 이와 같은 무게와 격한 움직임을 견딜 수 있는 이유는 무엇인지, 그 구조를 살펴보자.

무릎관절에는 허벅지의 뼈인 '대퇴골', 정강이의 뼈인 '경골', 무릎 덮개로 불리는 '슬개골' 등 3개의 뼈가 있다. 이러한 뼈들이 어긋나지 않게 단단히 연결되어 있는 것이 4개의 강력한 '인대'이다.

'전방십자인대'와 '후방십자인대'는 무릎관절 중앙에서 대퇴골과 경골이 전후방으로 벗어나지 않도록 연결되어 있다. 그리고 '내측측부인대'와 '외측측부인대'가 무릎 바깥쪽과 안쪽에서, 안팎으로 어긋나지 않게 누르고 있다.

경골의 바깥쪽에는 가느다란 비골(종아리뼈)이 붙어있는데, 이 비골도 외측측부인대에 의지하고 있다. 이 주위를 근육이 둘러싸고, 무릎의 움직임을 지원하고 있다.

인대는 본래 고무밴드와 같이 유연성이 풍부한 섬유다발이다. 그러나 나이가 들수록 탄력성이 없어지게 된다. 따라서 무릎을 굽히거나 펴기 힘들어 질 수 있으며, 젊은 사람이라도 부상이나 운동 등으로 강한 힘이 가해져 손상되면 기능이 저하된다.

용어해설

인대 : 띠 모양의 강인한 섬유조직으로 뼈와 뼈를 연결하여 관절의 움직임을 안정시키는 기능을 한다. 큰 외력이 작용하면 단열되고, 관절의 불안정성이 생긴다.

무릎의 구조와 한쪽 무릎에 가해지는 부하에 대해서

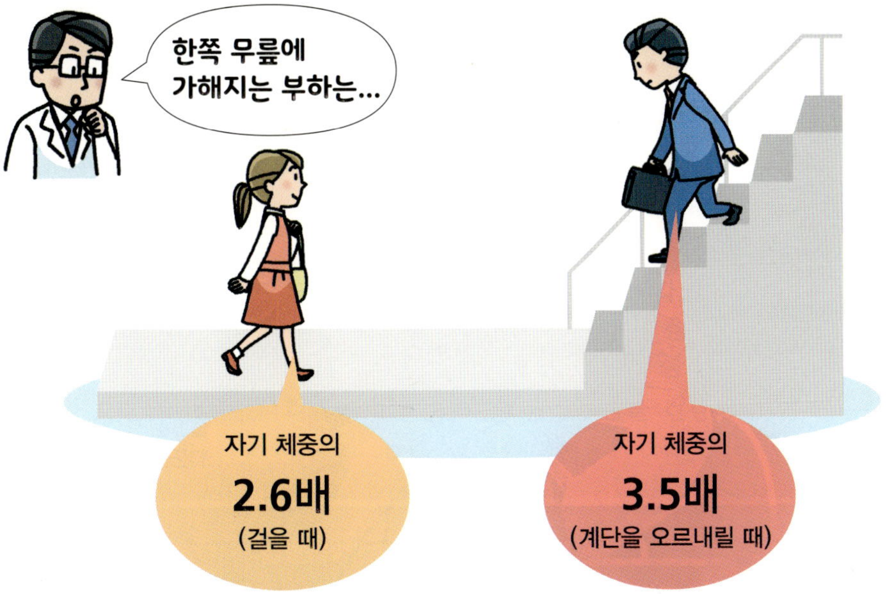

한쪽 무릎에
가해지는 부하는...
자기 체중의
2.6배
(걸을 때)
자기 체중의
3.5배
(계단을 오르내릴 때)

무릎관절의 구조

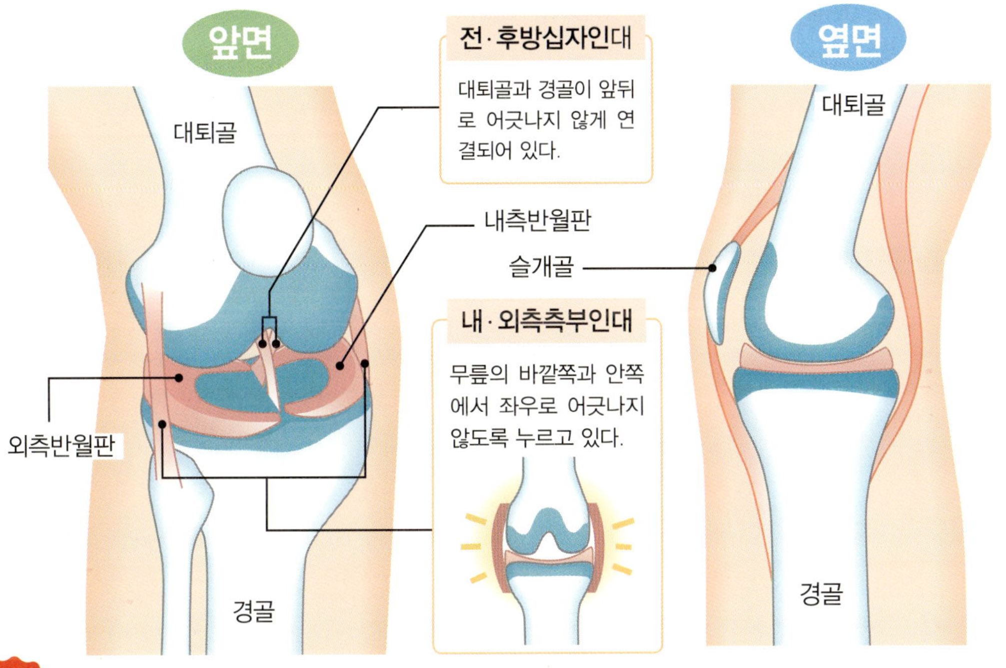

POINT 고무밴드와 같은 인대로 무릎이 어긋나지 않도록 고정한다.

무릎관절의 구조

무릎의 역할은 크게 3가지가 있다. 체중을 지탱하는 것과 굽히고 펴는 움직임을 담당하는 것, 걷거나 운동할 때 지면에서 전달되는 충격을 완화하는 것이다.

앞서 설명한 것처럼 3개의 뼈와 인대, 근육이 움직임과 안정성에 기여하고 있다. 또한, 무릎관절에는 '관절연골'과 '반월판'이라는 비밀병기가 숨겨져 있다. 이들은 요추의 추간판과 마찬가지로 쿠션 역할을 하고 있다.

관절연골은 대퇴골과 경골의 끝을 4mm 정도의 두께로 덮고 있어, 뼈와 뼈가 직접 부딪히지 않도록 막아준다. 주성분은 '콜라겐'과 '프로테오글리칸'이라는 물질이다. 후자에는 콘드로이틴이 함유되어 스펀지와 같은 역할을 담당하고 있다.

무릎에 압력이 가해지면, 콘드로이틴에 다량 함유된 수분이 스며 나와 잘 미끄러지게 하는 구조로 되어 있다. 이 때문에 무릎에 작용하는 충격이 완화되고, 관절의 움직임도 원활해진다.

반월판도 관절연골의 일종으로 대퇴골과 경골 사이에 끼여 있다. 위에서 보면 그 이름대로 반원 모양이며, 무릎의 바깥쪽과 안쪽에 한 개씩 존재한다. 즉, 도넛 모양의 쿠션을 반으로 자른 형태로 끼워져 있어, 무릎에 가해지는 힘을 분산·흡수하여 충격을 완화한다.

이처럼 관절연골과 반월판이라는 2가지 완충제의 작용으로 무릎이 매일 수천 번의 굽히고 펴는 것을 견디고 체중을 지탱할 수 있는 것이다.

또한, '관절낭'이라는 주머니 모양의 조직이 무릎관절 전체를 감싸고 있다. 관절 내부는 '활막'이라는 조직에서 분비된 '관절액'으로 채워져 있다. 관절액은 히알루론산을 함유한 미끌미끌한 액체로 윤활유의 역할을 한다. 무릎에 압력이 가해질 때 콘드로이틴에서 나오는 수분은 이 관절액이다.

용어해설

콜라겐 : 단백질의 일종으로 전체 단백질의 약 30%를 차지하고 있다. 인대, 건(힘줄), 뼈, 피부, 근육, 관절 등 전신의 조직에 널리 분포하고 있다.

무릎관절의 구조와 역할

무릎관절의 쿠션 구조

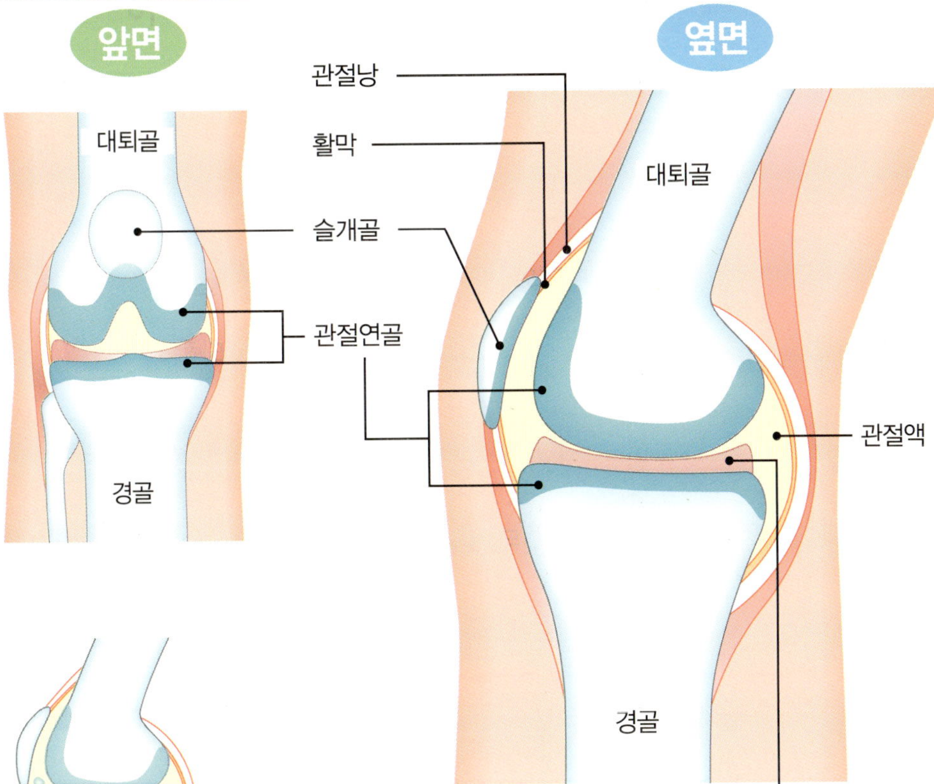

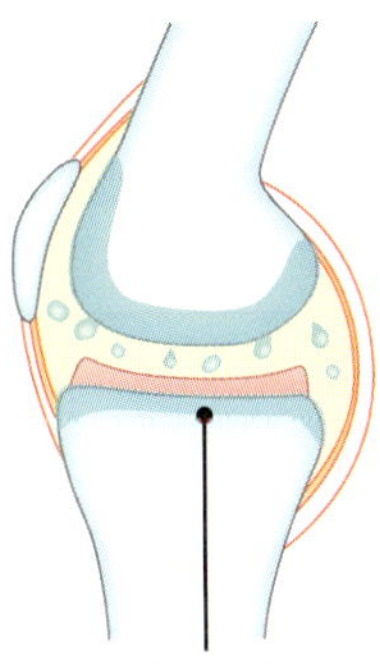

무릎에 압력이 가해지면 관절연골에 함유된 관절액이 빠져나와 움직임이 원활해진다.

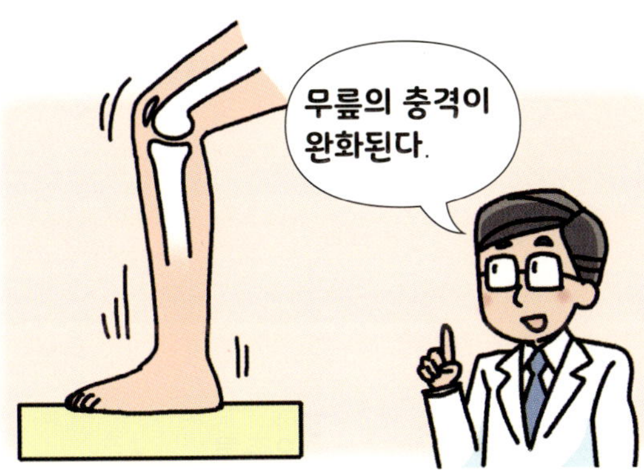

반월판

위에서 보면 반원 모양으로 되어 있다.

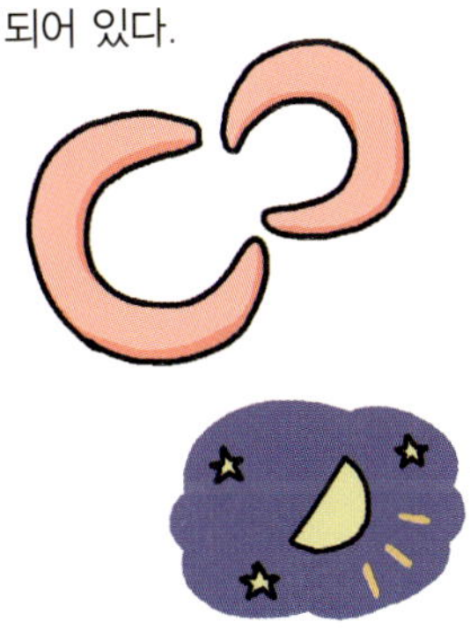

요통·무릎 통증이 많은 이유

2가지의 숙명적 요인

2013년 봄, 일본 후생노동성의 연구팀이 실시한 대규모 조사 결과가 발표되었다. 이에 따르면 전국의 약 2,800만명이 요통을 호소한다고 추정되었다. 40~60대의 약 40%가 요통으로 고생하고 있다는 것을 알게 되었다.

일본 후생노동성 '국민생활 기초조사'에서도 남성에서 가장 많은 자각증상 호소가 '요통'이었다. 이어서 2위가 '어깨결림', 5위가 '손발의 관절통'이었다. 여성에서는 1위가 '어깨결림', 2위가 '요통', 3위가 '손발의 관절통'이었다. 왜 이렇게 요통이나 무릎통증으로 고생하는 사람이 많은 것일까?

그 근본적인 원인은 직립보행에 있다. 이전에는 인류의 조상들도 다른 척추동물처럼 네발로 걷고 있었지만, 진화 과정에서 두발로 걷게 되었다. 이때, 자유롭게 쓸 수 있는 손을 얻는 대신 허리나 무릎에 부담을 떠안게 되었다고도 볼 수 있다. 우리의 골격은 그 당시부터 지금까지 거의 변하지 않았다. 즉, 사족보행에 적합한 골격 상태로 이족보행을 하고 있기에 애초에 무리가 있는 것이다. '요통은 인류의 숙명'이라고 하는 까닭이다.

또한, 노화도 요통·무릎 통증의 큰 요인이 된다. 나이가 들수록 쿠션 기능을 하는 추간판이나 관절연골, 반월판의 유연성이 없어지고, 닳기 때문이다. 이렇게 되면 허리와 무릎의 충격을 충분히 흡수하지 못해 통증이 발생한다. 이족보행과 노화 모두 인간의 숙명이다. 그러나 생활습관의 재검토 등으로 통증을 완화할 수는 있다. 포기하지 말고 조금씩이라도 개선해보자.

용어해설

척추동물 : 몸의 중심축에 등뼈를 가지며, 그래서 몸을 지탱하는 동물을 말한다. 몸은 좌우대칭으로 중앙부에 뇌와 척수의 신경 영역이 있고, 붉은 혈액을 가지고 있다.

요통이나 무릎 통증으로 고민하는 사람이 매우 많다.

자각증상의 호소가 많은 상위 5대 증상(복수응답)

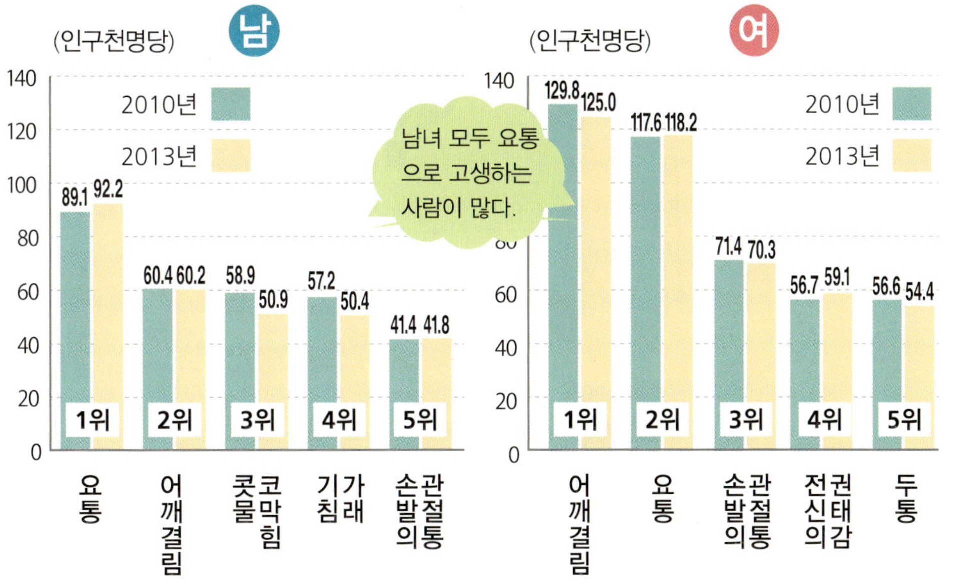

※『2013년 일본 후생노동성 국민생활 기초조사』

노화도 요통의 원인

나이가 들수록 추간판·관절연골·반월판이 닳고 딱딱해진다.

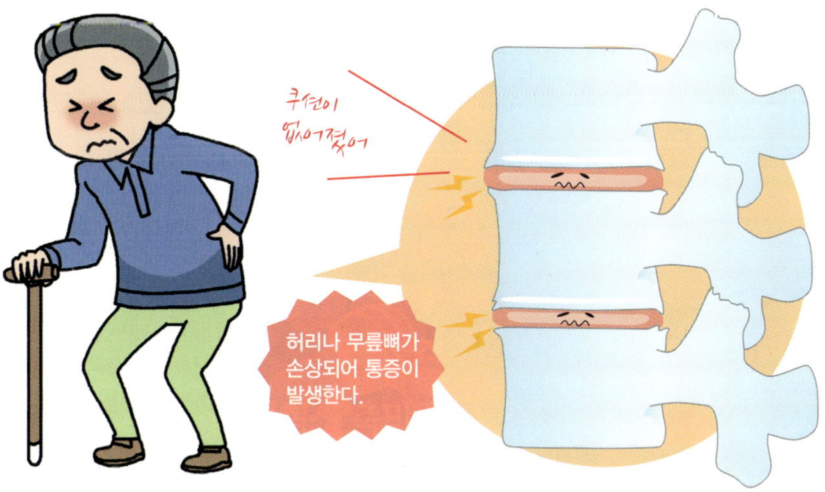

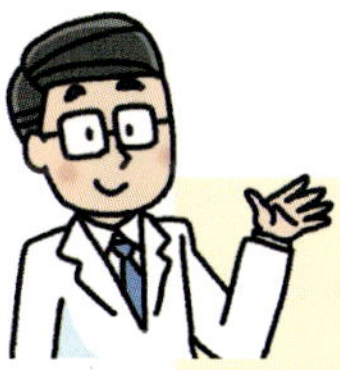

생활습관을 개선하여 통증을 경감하자.

요통을 유발하는 위험인자

노화 외에 요통을 유발하는 위험인자에는 나쁜 자세가 있다. 고양이등이나 앞으로 굽히고, 뒤로 젖혀진 자세에서는 등의 S자 곡선을 잃게 되어 허리에 부담이 증가한다. 또한, 장시간 서거나 계속 앉아 있는 등 같은 자세를 계속 하고 있으면 근육이 긴장되어 통증이 발생하기 쉽다.

여성의 경우 하이힐이 원인이 되기도 한다. 하이힐을 신으면 허리를 뒤로 젖히는 자세가 될 수 밖에 없어 허리에는 상당한 부담이 된다. 또한, 운동 부족도 큰 요인이다. 운동 부족으로 허리를 지지하는 근육이 약해지면 바른 자세를 유지하기 힘들어져 자세가 나빠진다. 이것이 요통의 원인이 되는 것은 지금 설명한 대로이다. 적당한 운동으로 등과 배의 근육을 단련하여 S자 곡선을 유지하는 것이 중요하다. 추간판탈출증이나 변형성 척추증 등의 질환에 의해 요통이 발생하기도 한다.

무릎 통증을 유발하는 위험인자

O자, 혹은 ×자 다리는 무릎의 안쪽이나 바깥쪽 관절에 부담을 주어 무릎 통증이 발생하기 쉽다. 동양인에 많은 O자 다리는 역학적으로 무릎의 안쪽에 부담이 가해진다. 그 결과 안쪽의 관절연골이 닳아 통증이 발생한다. ×자 다리에서는 반대로 무릎 바깥쪽의 관절연골이 닳게 된다. 그리고 편평족(평발)이나 외반무지가 있는 경우에도 지면에서 받는 충격을 발바닥활이나 발가락으로 충분히 흡수하지 못해 무릎에 부담이 증가한다.

운동 부족이나 노화에 의한 다리의 근력 저하도 안정성이 손실되어 무릎 통증의 원인이 된다. 반대로 과도한 운동도 무릎에 부담이 갈 수 있다.

물론, 비만도 큰 위험인자이다. 뚱뚱할수록 무릎에 가해지는 부하가 늘어난다.

그 밖에 류마티스 관절염이나 통풍 등의 질환에 의해 염증이 발생하면 무릎 통증이 나타난다.

용어해설

O자 다리 : '내반슬'이라고도 하며, 다리를 가지런히 하고 섰을 때, 양쪽 무릎관절 사이가 벌어져 버리는 것. 무릎을 붙이고도 양쪽 복사뼈가 붙지 않는 것을 X자 다리라고 한다.

요통·무릎 통증의 위험인자

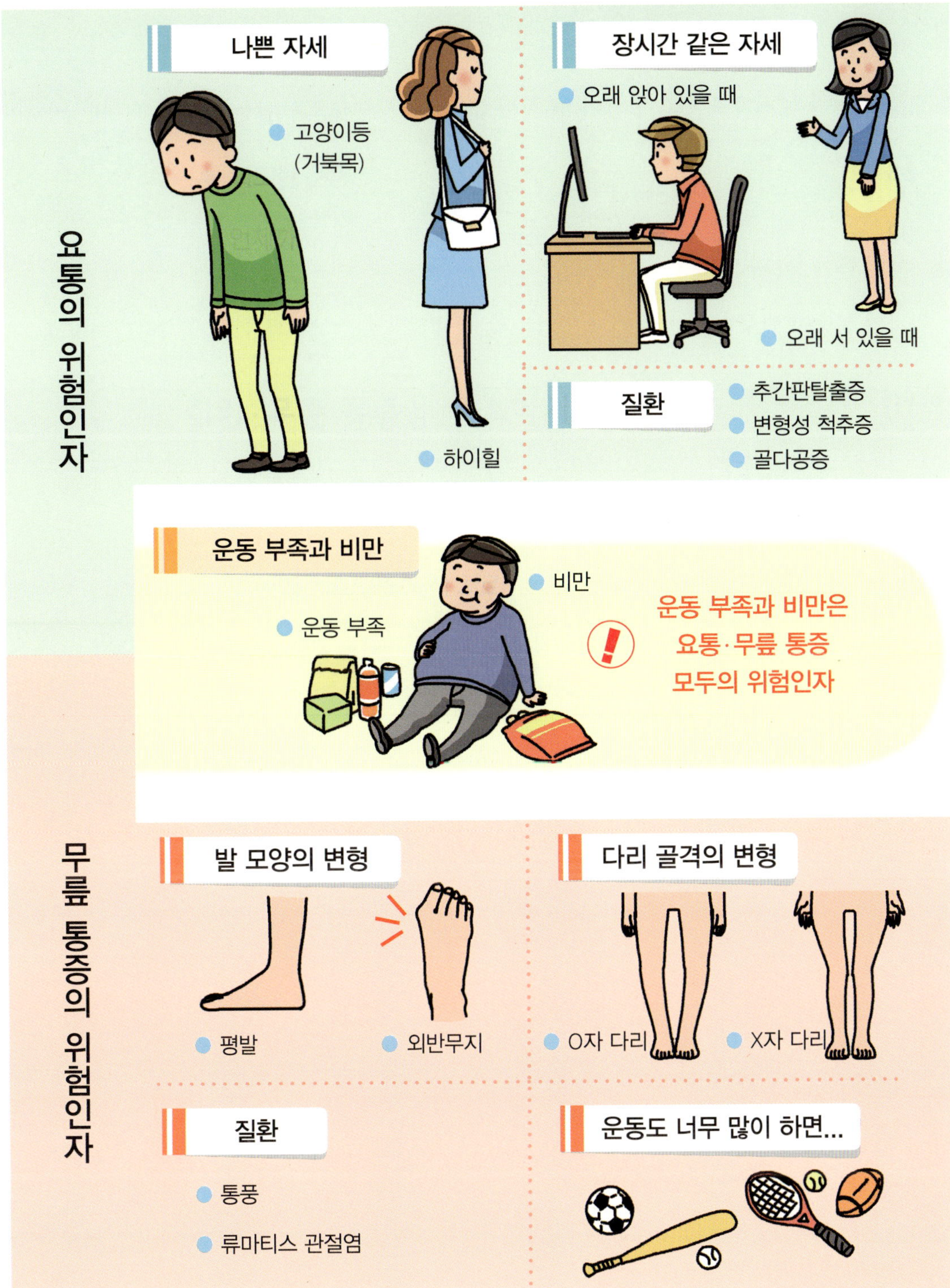

허리가 아프다! 라고 느껴지면?

통증의 종류와 부위를 체크

요통의 원인은 천차만별로, 진단이 매우 어렵다. 따라서 진찰을 받을 때에는 최대한 정확한 정보를 전달해야 한다.

허리가 아프다고 느껴지면, 우선 다음과 같이 체크해보자.

● 언제부터 아팠는지?

갑자기 통증이 발생했는지, 계기가 있었는지, 구체적으로 언제부터 아프기 시작했는지 등.

● 어디가 아픈지?

허리뿐인가, 그 외에도 아픈가. 허리뿐만 아니라 엉덩이도 아프다, 허벅지와 뒤쪽도 아프다, 무릎 밑까지 아프거나 저린지 등.

● 어떻게 아픈지?

극심한 통증, 둔한 통증, 서서히 진행되는 통증, 나른하거나 짓눌리는 느낌 등. 또한, 계속 아픈지, 아팠다가 좋아졌다가 하는지 등.

● 어떤 동작에서 아픈지?

허리를 뒤로 젖힐 때, 앞으로 굽힐 때, 허리를 비틀 때, 아침에 일어날 때, 오래 걸을 때, 움직이기 시작할 때, 쉬고 있을 때도 아픈지, 낮과 밤 중 언제 더 아픈지 등.

● 요통 외에 다른 증상은 없는지?

다리가 저리거나 통증, 발열, 기침, 숨이 차거나 복부 불편감, 복통 등.

단순한 요통이라고 생각했다가 심각한 질환이 발견되는 경우도 있다. 통증이 지속될 때에는 신속히 진료를 받아야 한다. 단, 영상 검사 등에서도 원인을 알 수 없는 요통도 많다.

자세한 내용은 다시 설명하겠지만, 요통의 대부분은 '비특이적 요통'이라고 하는 원인 불명의 요통이다.

용어해설

영상 검사 : 체내의 모습을 영상으로 찍어, 질환의 유무를 확인하는 검사. 주요 영상 검사에는 X선 검사, MRI 검사, CT 검사, 초음파 등이 있다.

허리가 아플 때는 여기를 체크!

허리

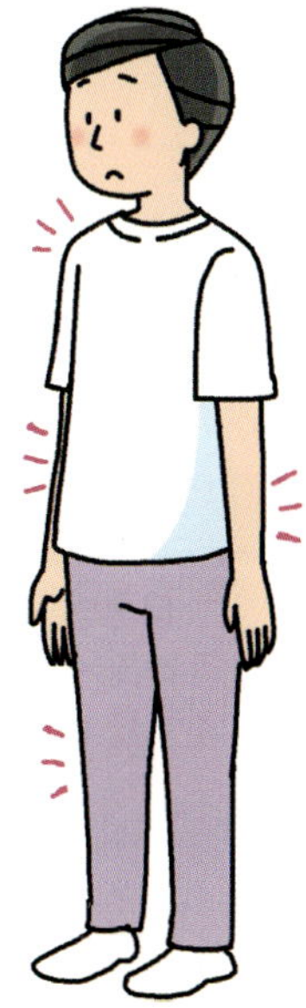

- 언제부터?

오늘? / 어제? / 지난 주? / 계기는?

- 아픈 부위는?

허리 / 엉덩이 / 여러 부위 / 광범위로

- 어떻게 아픈지?

둔한 통증 / 나른한 느낌 / 서서히 진행되는 통증 / 지속되는 통증 / 가끔 나아지는 통증

- 어떤 동작에서 아픈지?

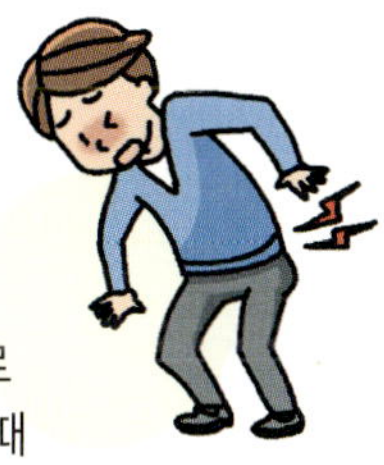

앞으로 굽힐 때

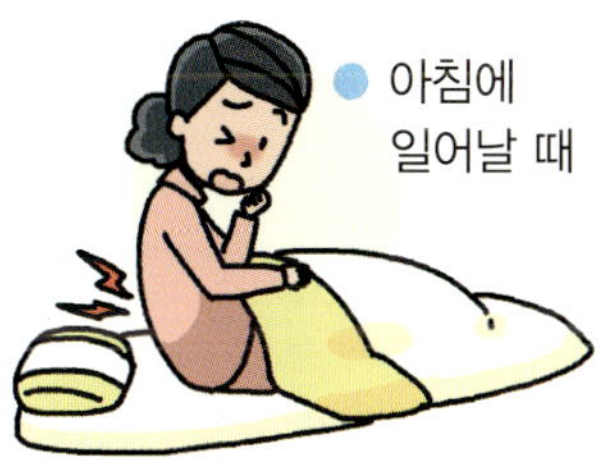

아침에 일어날 때

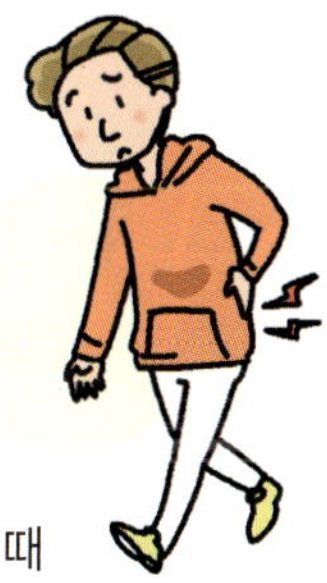

오래 걸을 때

- 요통 외에 다른 증상은 없는지?

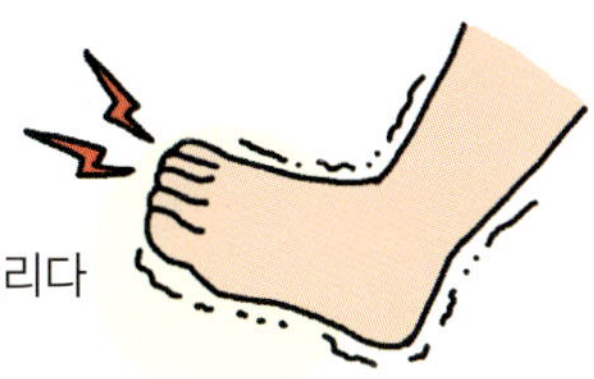

발이 저리다

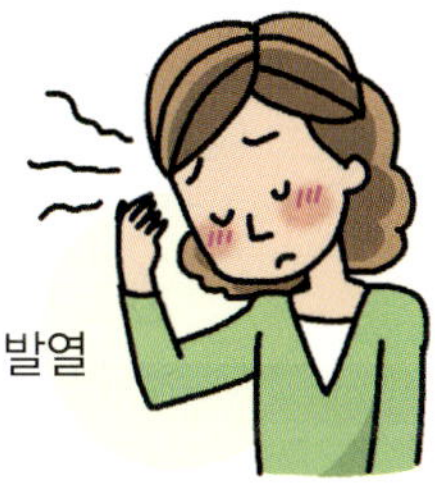

발열

갑작스러운 통증의 대처 방법

갑작스러운 허리의 심한 통증은 견디기 힘들다. 우선은 안정을 유지해야 한다.

딱딱한 이불이나 매트 위에 눕는다. 몸이 쑥 들어갈 정도의 푹신한 침구나 소파는 오히려 부담이 되므로 피해야 한다.

바로 누워 잘 때에는 무릎을 세우고 그 아래에 베개나 쿠션을 끼운다. 아니면 무릎을 펴고 쿠션 등을 받침대로 삼아 두 다리를 올려도 좋다. 옆으로 누워 잘 때에는 무릎을 가볍게 굽히고 새우처럼 구부리고 있으면 편하다.

치료로는 급성기에는 냉찜질, 만성기에는 온찜질이 기본이다.

따라서 발병 직후에는 냉찜질로 환부를 차갑게 하여 근육의 염증을 완화시킨다.

2~3일이 지나 통증이 누그러지면, 혈액순환을 좋게 하기 위해 일회용 핫팩이나 찜질 수건 등으로 따뜻하게 한다. 단, 저온 화상의 위험이 있으므로 피부에 직접 닿지 않도록 충분히 주의한다.

시판되는 진통제도 효과적이지만 부작용이 있을 수 있다. 통증이 심할 때만 사용하고, 장기 복용은 피하는 것이 좋다.

이러한 치료를 하면서 1주일정도 안정을 취하고, 통증이 완화되면, 조금씩 일상으로 돌아간다. 통증이 재발될까 걱정되어 계속 누워만 있으면 근력이 저하되고, 오히려 회복이 늦어지게 된다.

이 때 주의할 것은 급격한 움직임을 피하는 것이다. 일어날 때에는 탁자 등을 잡고 천천히 일어나고, 집안에서 이동할 때에는 벽이나 손잡이를 이용하도록 하자. 항상 천천히 움직이도록 주의하자.

1주일이 지나도 통증이 나아지지 않으면, 신속히 정형외과 진료를 받도록 하자.

용어해설

저온 화상 : 핫팩이나 유단포(탕파, 뜨거운 물을 넣어서 그 열기로 몸을 따뜻하게 하는 기구) 등, 체온보다 약간 높은 것에 장시간 접촉하여 발생하는 화상. 피부 깊숙이 진행하기 때문에 발견과 치료가 어렵다.

갑작스러운 통증의 대처 방법 - 요통

안정을 유지하자.

발병 직후

바로 누웠을 때

무릎을 세우고 그 아래에 베개나 쿠션을 끼운다.

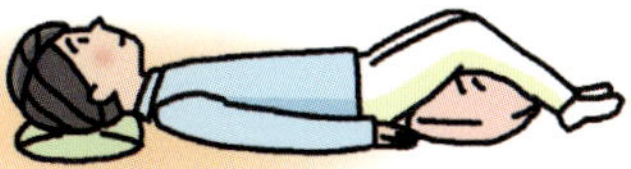

- 차갑게 한다.
- 환부를 식힌다.
- 냉찜질

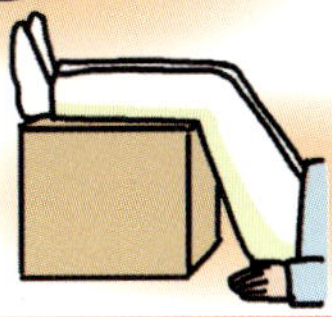

쿠션 등 받침대로 다리를 올린다.

옆으로 누웠을 때

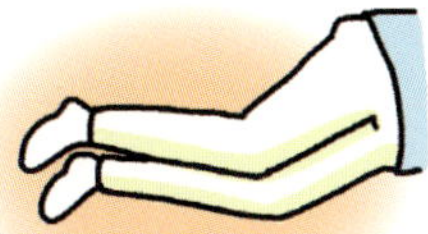

무릎을 가볍게 굽혀 둥글게 한다.

며칠 후 통증이 완화되면 따뜻하게 하자.

며칠 후

일회용 핫팩이나 찜질 수건, 온열 습포 등으로 환부를 따뜻하게 한다.

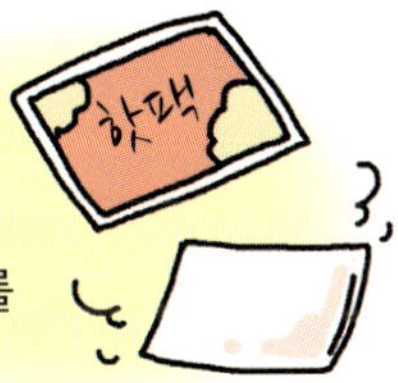

저온 화상을 예방하기 위해 일회용 핫팩을 피부에 직접 붙이지 않는다.

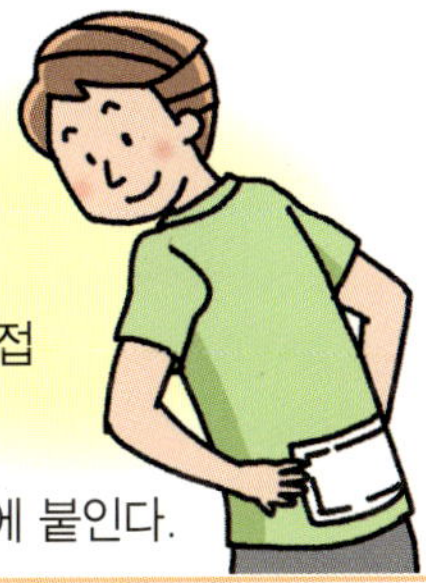

속옷 등 위에 붙인다.

통증이 나아지면 서서히 일상으로 돌아가자.

1주일 후

일어날 때

탁자나 받침대를 붙잡는다.

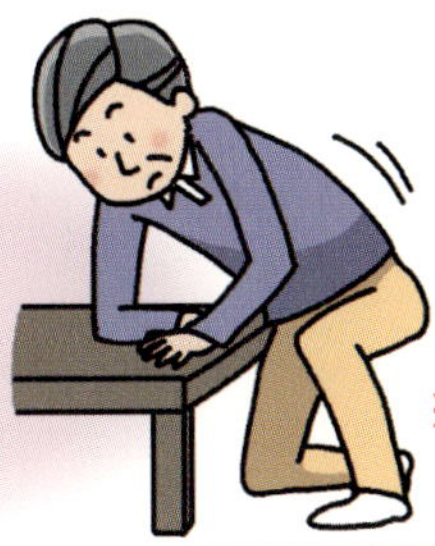

걸을 때

벽이나 손잡이를 붙잡는다.

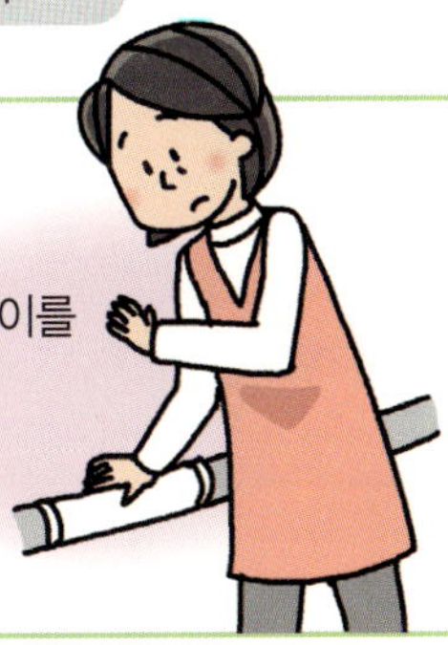

※ 항상 천천히 움직이도록 주의한다.

통증이 나아지지 않으면, 신속히 정형외과로!

무릎이 아프다! 라고 느껴지면?

통증의 종류나 부위를 체크

무릎이 아플 때에는 요통과 마찬가지로 통증의 종류나 부위, 통증의 양상, 정도 등을 체크하자. 무릎 통증 또한, 원인이 다양하므로, 정확한 진단을 내리기 위해 꼭 필요한 정보이다.

진료를 받기 전에 자신의 무릎 통증에 대해 확인하고, 정리하는 것이 좋다.

● 언제부터 아팠는지?

어떠한 계기로 아프기 시작했는지, 서서히 아팠는지, 통증을 느끼기 시작한 때가 언제쯤인지 등.

● 어디가 아픈지?

무릎뼈의 위쪽이나 아래쪽, 무릎의 안쪽이나 바깥쪽 등 무릎의 어느 부위가 아픈지.

잘 모를 때는 무릎뼈 주위를 눌러보며 아픈 부위를 체크해보자.

● 어떻게 아픈지?

예리한 통증, 짓눌리는 통증, 욱신욱신하는 통증, 맥박이 뛰는 듯한 통증 등. 그리고 항상 아픈지, 호전된 시기가 있었는지 등.

● 어떤 동작에서 아픈지?

움직이기 시작할 때, 계단을 오르거나 내릴 때, 의자에서 일어날 때, 무릎 꿇을 때, 오래 걸을 때, 가만히 있을 때 아픈지 등.

● 무릎 통증 외에 다른 증상은 없는지?

다리가 저리다, 무릎이 붓는다, 무릎관절에서 소리가 난다, 무릎이 움직이지 않는다, 무릎이 뻣뻣하다 등. 이처럼 무릎 통증이라고 해도 증상은 각각이다. 무릎에 경미한 위화감이 있는 정도라 대수롭지 않게 생각하고 방치해두면, 이후 점점 통증이 악화되어 걷지 못하게 될 수도 있다. 이렇게 되기 전에 적절한 대책을 세워두자.

용어해설

무릎뼈 : '슬개골'의 다른 말. 편평한 역삼각형의 뼈로 무릎의 뚜껑처럼 존재한다. 무릎의 움직임을 원활하게 하고, 무릎 앞면을 보호하는 역할을 한다.

무릎이 아플 때는 여기를 체크!

무릎

언제부터?

오늘? / 어제? / 지난 주? / 계기는?

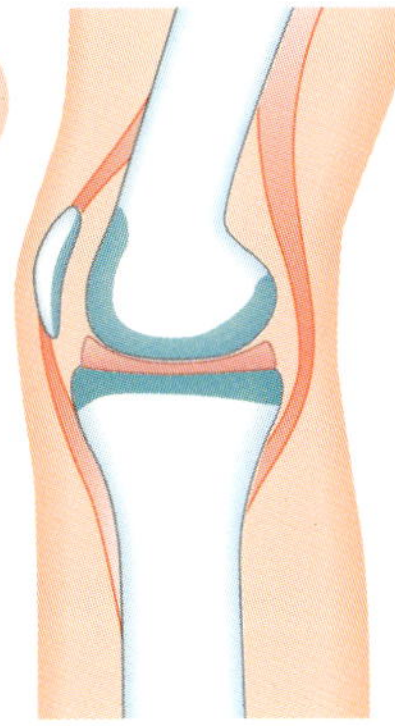

아픈 부위는?

무릎뼈 위쪽 / 무릎뼈 아래쪽 / 무릎 안쪽 / 무릎 바깥쪽

어떻게 아픈지?

예리한 통증 / 짓눌리는 통증 / 욱신욱신 하는 통증 / 맥박이 뛰는 듯한 통증

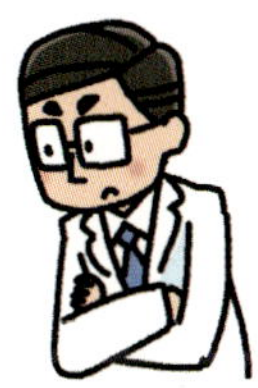

어떤 동작에서 아픈지?

- 계단을 오르거나 내릴 때
- 의자에서 일어날 때
- 움직이기 시작할 때

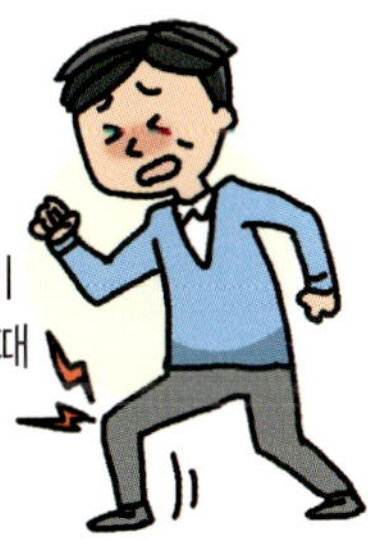

- 무릎 꿇을 때

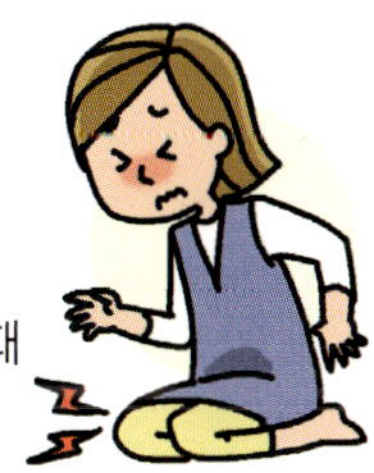

무릎 통증 외에 다른 증상은 없는지?

- 다리가 저리다.
- 무릎관절에서 소리가 난다.
- 무릎이 붓는다.
- 무릎을 움직일 수 없다.

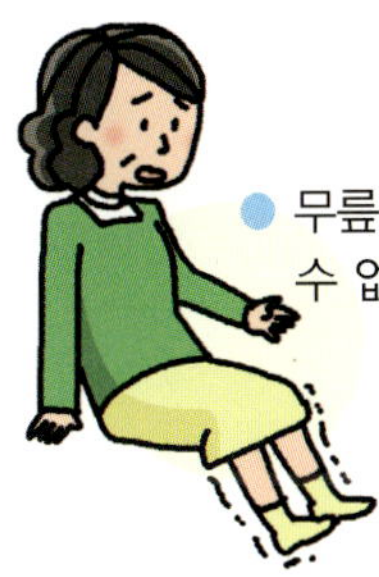

갑작스러운 통증의 대처 방법

무릎이 갑자기 붓거나 열감이 있고, 심하게 아플 때에는 당황하지 말고, 안정을 유지하며 우선 냉찜질을 하자. 무릎에 염증이 발생했을 가능성이 있기 때문이다.

염증이 있을 때에는 혈류량이 증가하기 때문에 기본적으로 차갑게 하여 혈관을 수축시켜 염증의 확산을 막아 통증과 붓기를 억제한다.

효과적으로 냉찜질을 하기 위해서는 얼음주머니나 보냉제를 이용하는 것이 좋다. 얼음주머니는 시판되는 것을 사용해도 좋지만, 비닐봉지로 대체할 수 있다. 비닐봉지에 냉장고의 얼음과 소량의 물을 넣어주면 된다.

동상을 예방하기 위해서는 얼음주머니나 보냉제를 피부에 직접 닿지 않게 수건으로 감싸 사용한다. 1회에 20분 정도가 적당하다. 너무 오래하면 동상의 위험이 있다. 이것을 하루에 2~3회 정도 시행한다.

시판되는 냉각 스프레이도 효과적이다. 또한, 외출 시 심한 통증에 시달리는 경우 흐르는 물이나 젖은 수건을 대는 것도 상관없다. 어쨌든 급성기에는 통증 부위를 안정시키고, 차갑게 하는 것이 무엇보다 중요하다.

단, 외상이 있을 때에는 즉시 진료를 받아야 한다. 이때도 얼음주머니로 차갑게 하면서 병원에 가면 통증 완화에 도움이 된다.

2~3일이 지나 통증이 나아지면, 이번에는 찜질 수건이나 일회용 핫팩, 온열습포 등으로 따뜻하게 한다. 이로써 혈액순환을 촉진하고, 산소와 영양을 충분히 공급하여 조직의 회복을 도모한다.

아프다고 해서 언제까지나 안정하고 있으면, 근육이 쇠약해진다. 서서히 무릎을 움직이도록 하자. 이때는 무릎 보호대를 이용하면 좋다. 보온효과를 기대할 수 있으며, 무릎관절이 안정된다. 외출할 때도 하도록 하자.

며칠이 지나도 통증이 나아지지 않는다면, 진료를 받아 의사의 판단에 따른다.

용어해설

동상 : 극단적인 한랭에 의해 피부나 피하조직에 손상이 일어나는 것. 주요 증상은 피부 변색, 작열감, 저림, 심한 통증 등. 조직이 괴사되기도 한다.

갑작스러운 통증의 대처 방법 - 무릎 통증

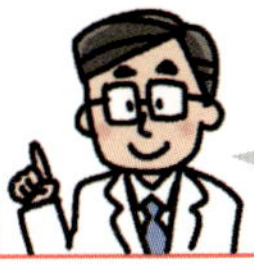

우선은 안정을 유지하자.

발병 직후

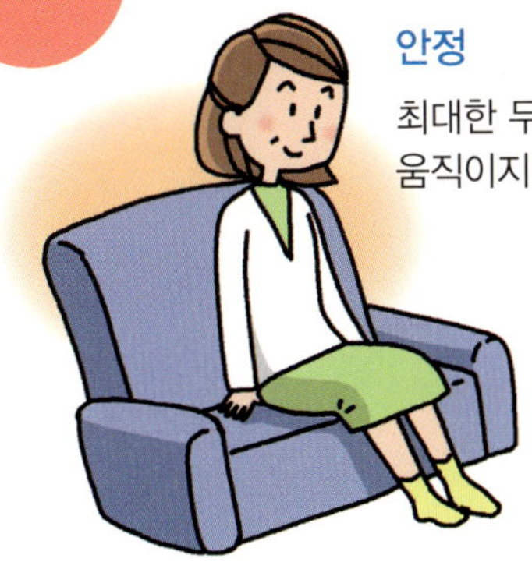

안정

최대한 무릎을
움직이지 말자.

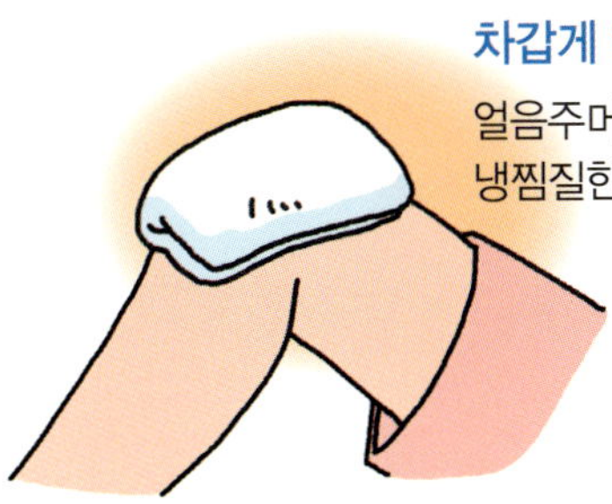

차갑게 한다

얼음주머니나 보냉제로
냉찜질한다.

외상이 있는 경우

즉시 환부를
냉찜질하면서
병원에 가자.

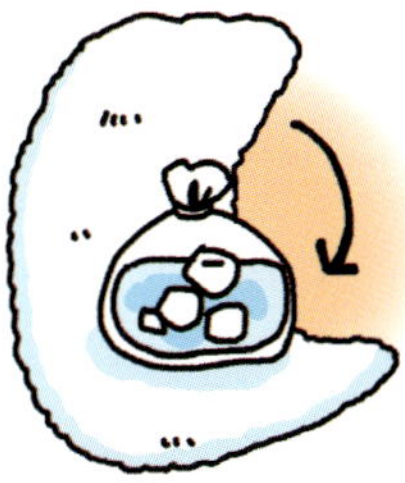

동상이 생기지 않도록,
수건 등으로 감싸서
사용한다.

1회에 20분 정도,
하루에 2~3회

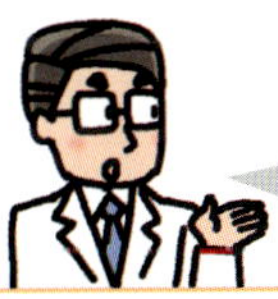

통증이 완화되면 따뜻하게 하자.

2~3일 후

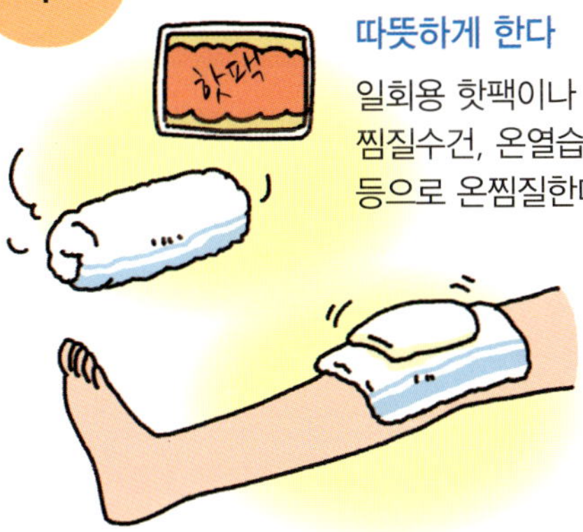

따뜻하게 한다

일회용 핫팩이나
찜질수건, 온열습포
등으로 온찜질한다.

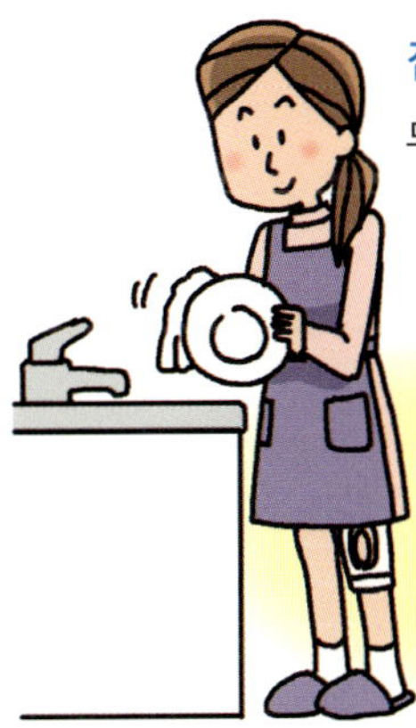

집안일을 하거나 외출할 때

무릎에 보조기를 한다.

무릎이 차가워지지
않도록 무릎담요
등을 이용하자.

저온 화상을 예방하기 위해 일회용 핫팩은
얇은 수건으로 감싸 사용한다.
움직일 때는 천천히 무릎을 움직인다.

**통증이 나아지지 않을 경우
신속히 정형외과로 가자.**

이럴 때는 병원으로

정형외과 진료를 받자

요통이나 무릎 통증이 있어도 시판되는 파스를 붙이거나 마사지 등을 받는 사람들이 있다. 그러나 통증의 원인에 심각한 질환이 있을 수 있으므로 통증이 심하거나 반복될 때에는 병원에 가서 검사를 받아보자.

안정 시에도 아프거나 시간이 지남에 따라 악화될 때, 다리가 저릴 때, 발열이 있을 때 등에는 골절이나 내장기관의 질환, 종양, 감염증 등을 의심할 수 있다. 즉시 진료를 받자.

요통·무릎 통증을 전문적으로 진료하는 곳은 정형외과이다. 정형외과는 뼈와 관절, 근육, 연골, 인대, 신경 등 근골격계의 질환이나 외상의 치료를 시행한다. 최근에는 '척추외과' 등 전문 진료과를 두고 있는 병원도 있다.

정형외과에서는 통증의 원인을 조사하기 위해 우선 문진을 하고, 통증의 양상이나 부위, 정도, 그 밖의 증상, 지금까지의 경과, 과거 병력, 생활습관, 직업 등을 확인한다.

다음으로 시진 및 촉진을 실시한다. 시진에서는 표정이나 자세, 걷는 방법 등을 관찰한다. 촉진에서는 허리나 무릎이 움직이는 범위, 변형 유무, 근력저하, 신경병증 여부, 통증 발생 부위, 관절의 상태 등을 검사한다.

이어서, X선 검사, MRI 검사, CT 검사 등의 영상 검사를 시행한다.

요통에서는 뼈와 뼈 틈새, 근육, 인대, 신경, 추간판 등, 무릎 통증에서는 뼈와 관절연골, 반월판, 인대, 관절액 등의 상태를 검사한다.

수술이 필요한 경우에는 정밀 검사를 진행한다.

용어해설

MRI 검사 : 자기공명 영상 진단. 강력한 자기장의 변화를 이용하여 체내의 모습을 단면상으로 비추는 검사. 방사선을 이용하지 않아 피폭의 위험성이 없다.

이럴 때는 바로 진료를 받자

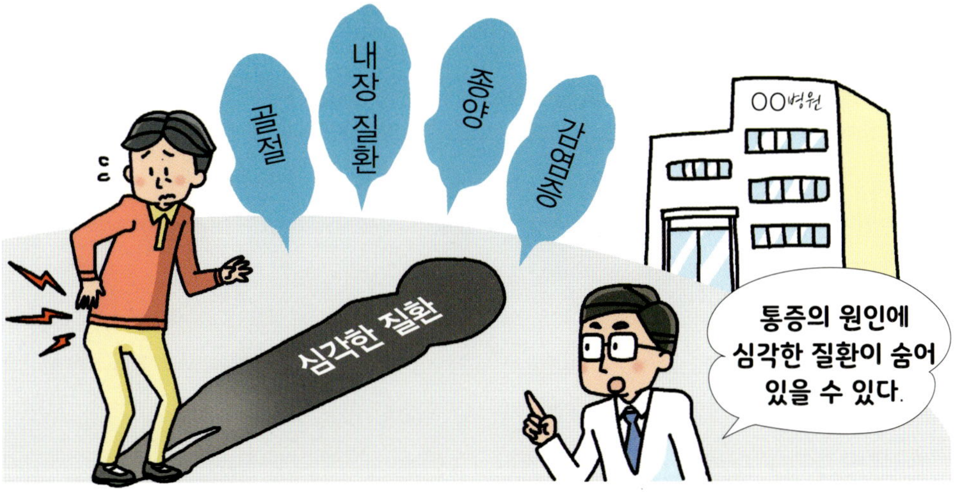
골절
내장 질환
종양
감염증
OO병원
심각한 질환
통증의 원인에
심각한 질환이 숨어
있을 수 있다.

진료가 필요한 경우

- ☐ 안정 시에도 아플 때
- ☐ 갑자기 통증이 심해졌을 때
- ☐ 계속 악화될 때
- ☐ 1개월 이상 치료를 받아도 좋아지지 않을 때
- ☐ 다리가 저리거나 힘이 빠질 때
- ☐ 자주 쉬지 않으면 걷지 못할 때
- ☐ 열이 날 때
- ☐ 대소변이 나오지 않을 때

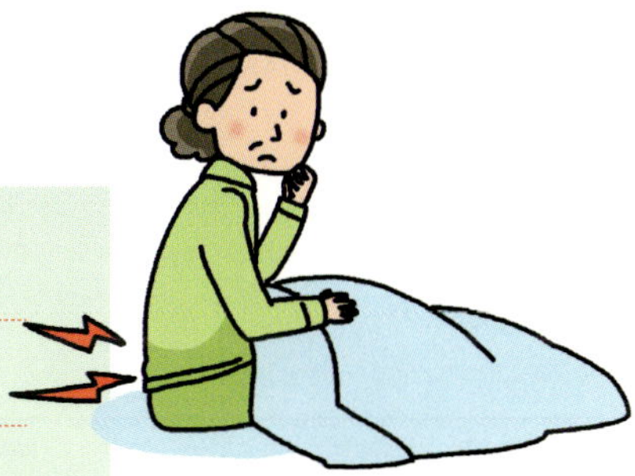

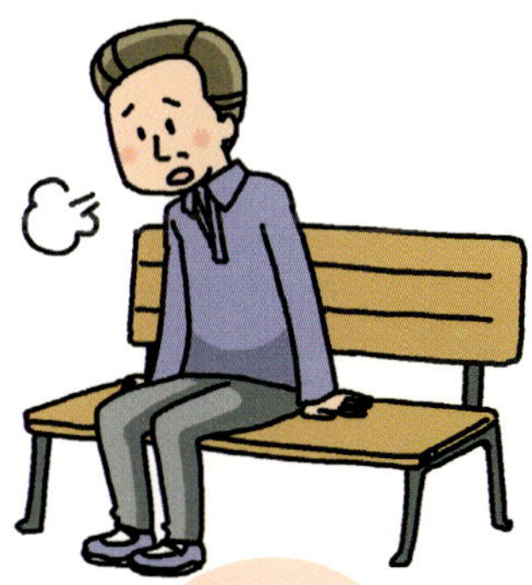

통증의 원인을 밝혀내자

column

침구 고르는 법

서 있을 때뿐만 아니라 자고 있을 때도 가능한 척추의 S자 곡선을 유지할 수 있는 침구를 선택한다.

너무 푹신한 이불이나 매트는 허리 부분을 푹 꺼지게 하므로 피한다.

그렇다고 딱딱한 이불이 좋다는 것은 아니다. 너무 딱딱하면 허리가 젖혀지거나, 허리와 어깨에 체중이 집중되어 허리의 근육이 긴장되기 때문에 통증이 발생하기 쉽다.

바로 누웠을 때 무거운 허리 부분이 푹 꺼지지 않도록 등뼈를 곧게 받쳐줄 수 있는 것, 몸의 요철(오목함과 볼록함)을 이불 전체에서 부드럽게 받아줄 수 있는 이불을 고르자.

현재 사용 중인 이불이 너무 푹신할 경우에는 딱딱한 매트리스를 아래에 깔거나, 너무 딱딱한 경우에는 체압 분산 매트리스를 이용해 보자.

베개도 너무 높지 않은 것을 선택하자. 경추의 자연스러운 곡선을 유지할 수 있는 높이가 최선이다. 가능하면 전문 매장에서 자신에게 맞는 것을 골라보자.

수면 자세는 바로 눕는 것이 기본이다. 통증이 있을 때는 가볍게 무릎을 세우고 그 아래에 베개나 방석을 끼워두면 편안해진다.

바로 눕기 어려울 때에는 옆으로 누워서 자도 좋다. 이때는 가볍게 무릎을 굽히도록 하자.

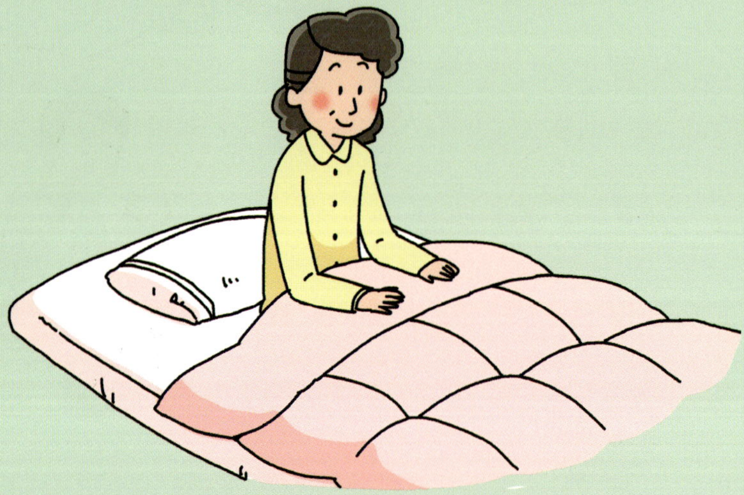

용어해설

경추 : 척추의 일부로 7개의 추골로 구성된다. 가장 위의 두개골과 연결된 부분을 '환추', 그 아래를 '축추'라 부르며, 목이 크게 움직일 수 있도록 지원하고 있다.

Chapter

2 요통의 원인과 증상

요통은 일상적으로 발생하므로, 그다지 대단하지 않게 여겨지는 경우가 많다. 그러나 그 통증은 큰 병의 징후일지도 모른다. 요통을 다시 한번 체크하고, 원인은 도대체 어디서 오는지, 왜 아픈지를 알아보자.

요통은 크게 두 종류로 구분된다

급성 요통과 만성 요통

요통의 원인은 다양하다. 앞서 설명한 바와 같이 노화나 나쁜 자세, 운동 부족 등으로 발생하기도 하며, 요추나 인대의 이상, 외상, 내장 질환에 의한 경우도 있다. 또한, 심리적인 원인이 작용하기도 하고, 이러한 요인이 복합적으로 얽혀 발생할 수도 있다.

따라서 원인을 특정하는 것이 쉽지 않지만 통증의 양상에 따라, 크게 '급성 요통'과 '만성 요통'으로 나눌 수 있다.

급성 요통은 어느 날 갑자기 심한 통증이 발생하는 것으로 이른바 허리를 삐끗한 것이 전형적인 경우이다. 무언가를 주우려고 할 때, 돌아볼 때, 무거운 물건을 들 때 등 사소한 계기로 극심한 통증이 발생하게 된다.

따라서 언제, 어떻게 발생했는지가 명확하다. 보통은 안정을 취하면 통증이 호전되며, 1주일 정도면 대부분 낫는다.

이와 같이 통증이 발생한 후 약 4주 이내에 낫는 것을 급성 요통이라고 한다. 재발되기도 하지만 기본적으로 급성 요통이 만성 요통으로 이행하는 일은 없다고 생각한다.

한편, 만성 요통에서는 허리의 결림이나 답답함, 둔한 통증 등이 오래 지속된다. 본인도 발생 시기나 원인을 잘 모르는 경우가 대부분이다.

약 3개월 이상 허리의 이상이나 불쾌감이 지속되면 만성 요통이라고 볼 수 있다. 만성 요통은 급성 요통과 다르게 자연적으로 호전되는 경우가 거의 없다. 제대로 진찰과 치료를 받아야 한다.

용어해설

요추 : 척추의 일부로 5개의 추골로 구성된다. 추간판, 전종인대, 후종인대, 추간관절, 근육 등이 추골을 잇고 지지한다.

급성 요통과 만성 요통

급성 요통

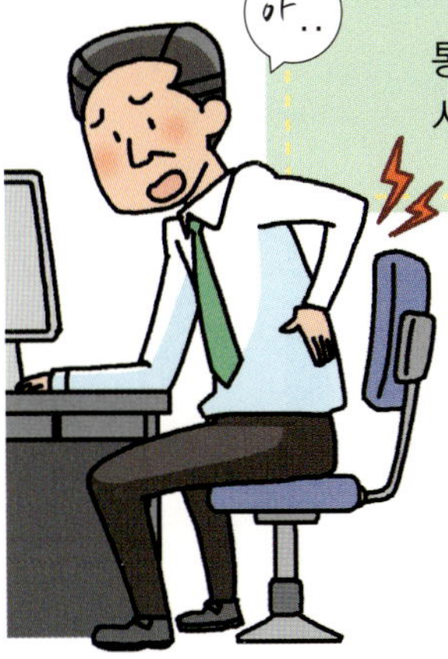

통증의 원인과
시기가 명확하다.

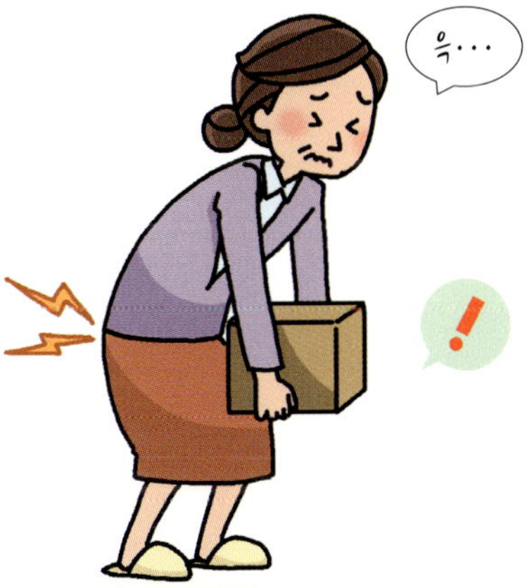

1주일 후 통증이 완화

1개월 내에 대부분 낫는다.

만성 요통

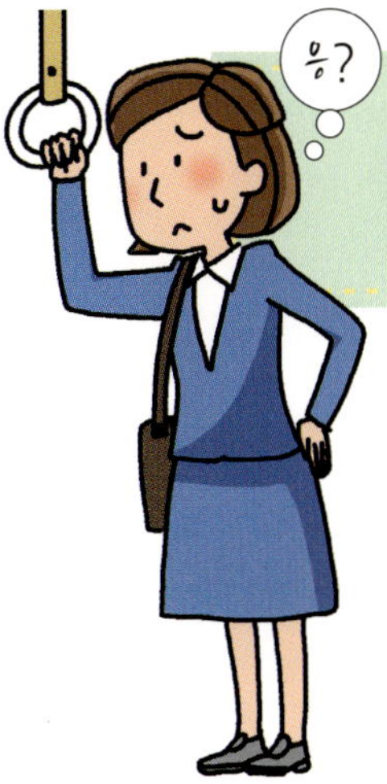

언제부터인가
통증을 느끼게
되었다.

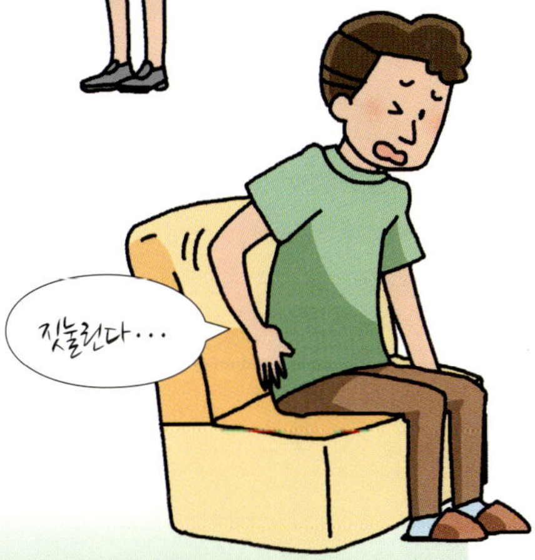

3개월 이상 지속

**자연치유는
기대하기 어렵다**

원인 파악 및 정기적인
운동치료가 필요

POINT 통증의 양상에 따라 급성과 만성으로 구분한다.

급성 요통

허리를 삐끗한 것이 원인이라 할 수 없다

급성 요통의 대표적인 것이 허리를 삐끗한 것이다. 누구나 한 번쯤은 경험해 보았을 것이다. 어쩌다 보니, 허리에 예리한 통증이 발생하거나, 심할 때는 움직일수도 없고, 소리를 내지도 못하게 된다. 이러한 증상을 서양에서는 '마녀의 일격' 등으로 불리고 있다.

허리를 삐끗한 것은 이른바 허리의 염좌로 추간판이나 추간관절, 인대, 근육, 근막 등에 일과성 염증이 생긴 것으로 생각된다.

대부분은 재채기를 하거나, 누군가 불러서 뒤를 돌아보거나, 의자에서 일어나는 것 등 사소한 동작에서 발생한다.

그러나 이러한 동작은 계기에 불과하다. 그 배경에는 오랜 세월 축적된 허리의 피로, 노화와 운동 부족에 의한 근력저하 등이 있다.

허리 염좌는 안정을 취하면 며칠 내에 통증이 완화된다. 예전에는 통증이 거의 없어질 때까지 안정을 유지하는 것이 좋다고 여겼지만, 최근에는 통증이 심한 시기가 지나면 적당한 운동을 하는 것이 회복을 앞당긴다고 알려졌다.

그러므로 발병 직후 2~3일은 안정을 취하지만, 그 후에는 무리하지 않는 범위에서 몸을 움직이고 1주일 정도 지나면 일상으로 복귀해보자.

1주일이 지나도 통증이 경감되지 않고, 호전되었다가 금세 다시 악화된다면, 추체골절, 내장 질환, 종양 등 단순 허리 염좌가 아닐 수도 있다. 진료를 받고 원인을 확인해야 한다. 또한, 허리 염좌는 자주 재발하기도 한다. 생활습관을 점검하고, 적당한 운동을 하여 근력을 향상시키자.

용어해설

근막 : 근육이나 내장기관을 감싸고 있는 얇은 막. 콜라겐 섬유와 탄성 섬유로 이루어져 있고, 이층 구조로 되어있다. 조직을 보호하고, 지지하는 기능을 한다.

마녀의 일격 - 급성 요통

허리 염좌는 갑자기 발생한다.

● 재채기를 하다가 ● 떨어진 것을 줍다가
● 뒤를 돌아보다가

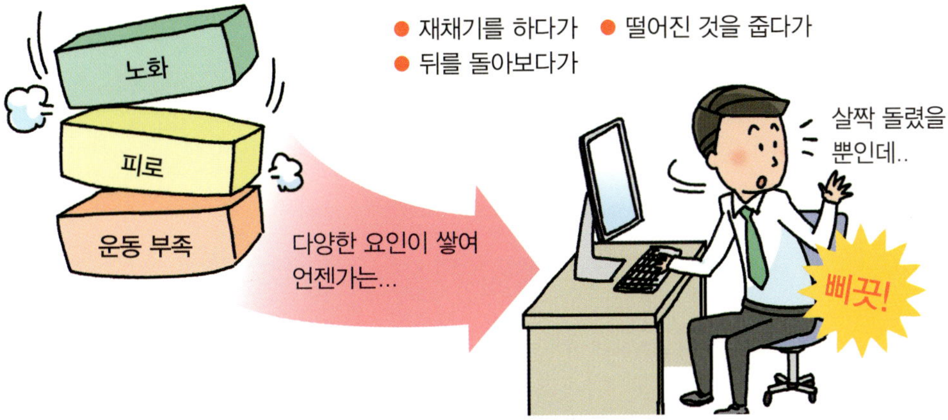
노화
피로
운동 부족
다양한 요인이 쌓여 언젠가는...
살짝 돌렸을 뿐인데..
삐끗!

치료 과정

발병 직후

우선은 안정

안정을 유지하고, 냉찜질을 하거나, 소염 진통 작용이 있는 파스를 붙인다.

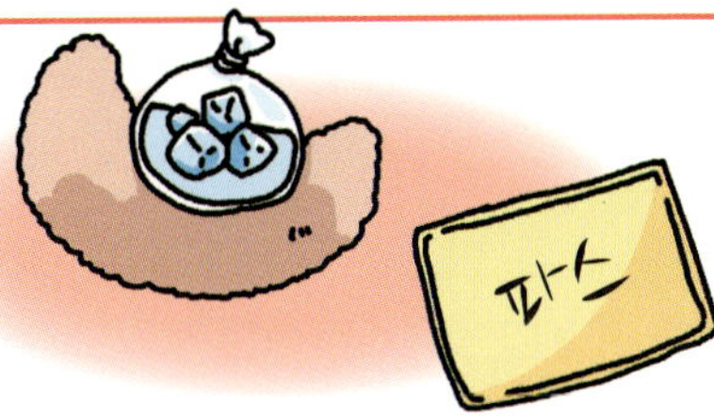
파스

며칠 후

다소 아프더라도, 무리가 없는 범위에서 몸을 움직이기 시작한다.

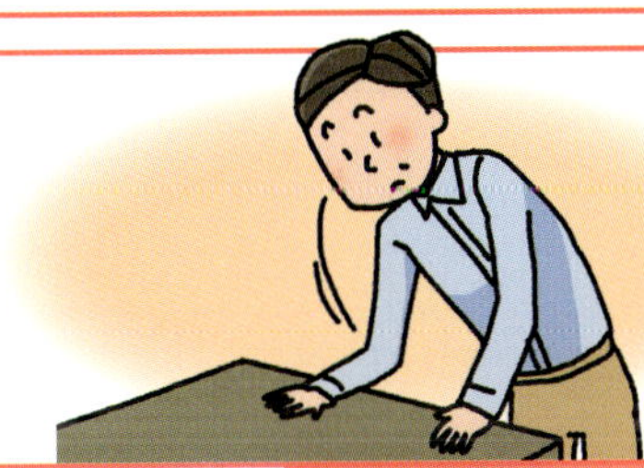

통증이 낫지 않는 경우

진료를 받아 다른 질환이 없는지 확인한다.

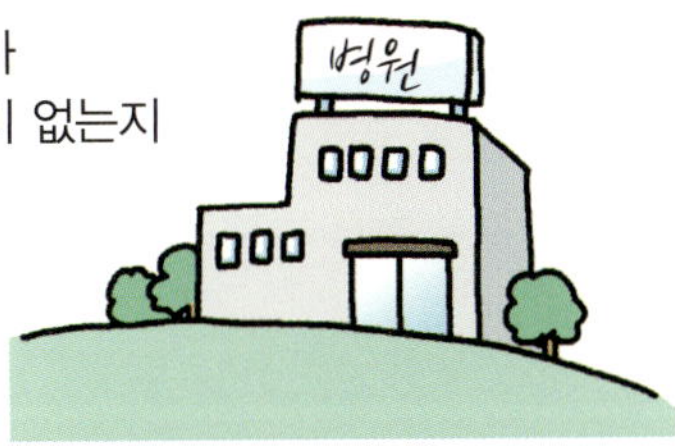
병원

통증이 나아지면

일상으로 복귀한다.

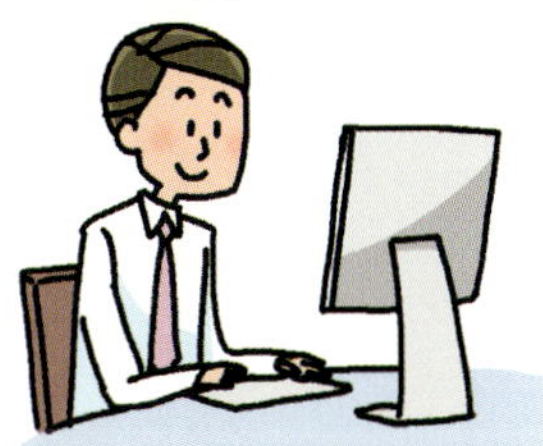

POINT

- 평소에 바른 자세를 유지하고, 적당한 운동을 한다.
- 재발 방지에 유의하자.

만성 요통

원인에 따라 4가지로 분류

만성 요통에서는 3개월 이상 허리가 아프고 무거운 증상이 지속된다. 통증의 정도나 양상은 사람마다 다르지만, 그 원인에 따라 크게 다음과 같이 4가지로 나눌 수 있다.

● 노화나 변형성

허리에 가해지는 과도한 부담이나 노화 등의 원인으로, 요추 주변의 조직이 쇠약해져 변형이나 변형성을 초래해 요통을 유발하는 것이다.

이 그룹에 해당하는 주요 질환에는 '추간판탈출증', '변형성 척추증', '척추분리증', '척추전방전위증', '골다공증' 등이 있다.

골다공증은 요통과는 관계가 없어 보일 수 있지만, 뼈가 약해지면 조그만 자극에도 골절이 발생하기 쉽다. 이것이 요통의 원인이 된다.

그 밖에 '요통증' 또한, 이 그룹에 포함된다. 요통증은 영상 검사 등에서도 이상이 발견되지 않아 원인을 알 수 없는 만성 요통의 총칭이다.

만성 요통의 대부분을 이 그룹의 질환이 차지하고 있다. 나중에 다시 자세히 설명할 것이다.

● 종양이나 세균감염

척추에 종양이 생기거나, 세균에 감염되어 요통이 발생하는 것이다. 주요 질환에는 '척추종양', '척추결핵', '화농성 척추염' 등이 있다.

척추종양에서는 척추에 생긴 종양에 의해 뼈가 부서지거나 신경이 압박되어 통증이 나타난다. 다리에 통증이나 저림이 유발되어 추간판탈출증이나 척주관협착증으로 오인될 수 있다.

척추결핵은 혈관을 따라 결핵균이 척추로 이동하여, 염증을 유발하는 것이다. 등이나 허리의 통증, 권태감, 체중 감소, 식욕부진 등을 볼 수 있다.

화농성 척추염은 척추가 세균에 감염되어 염증을 일으키고, 농(고름)이 쌓이는 것이다.

급성의 경우는 등이나 허리에 극심한 통증과 고열이, 만성의 경우는 둔통을 볼 수 있다. 고름에 의해 척수가 압박되면, 다리에 저림이나 마비가 발생할 수 있다.

용어해설

변형성(퇴행성 변화) : 미세한 외상이 반복되어 조직의 재질이 서서히 나빠지고(열화), 성질이 변하게 되는 것. 주로 노화에 의해 발생한다.

만성 요통은 4가지 유형으로 나뉜다

노화나 변형성

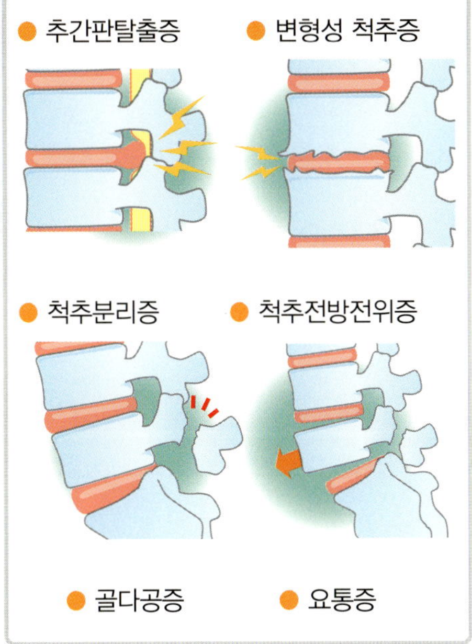

종양이나 세균감염

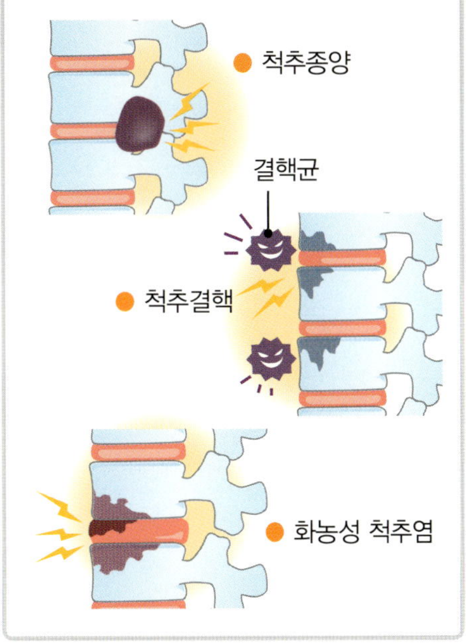

허리 이외의 질환

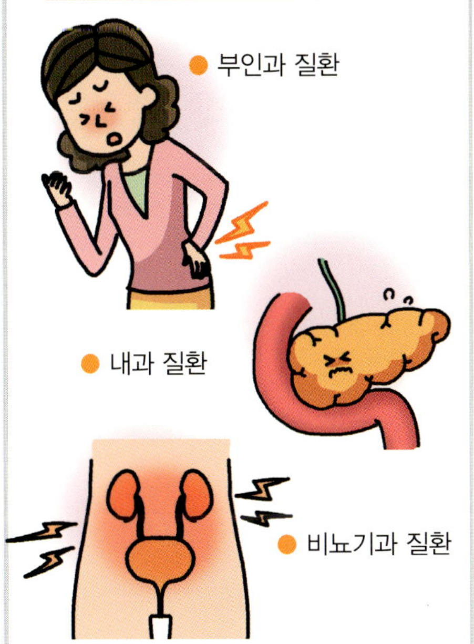

정신적 스트레스

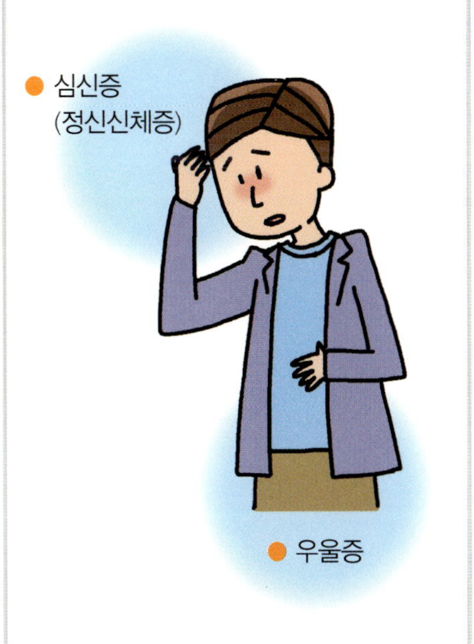

● 허리 이외의 질환

허리에는 특별한 이상이 없어도 기타 장기의 질환으로 허리가 아플 수도 있다. 이를 '이차성 요통증', 혹은 '증후성 요통증'이라고 한다.

특히 자궁근종이나 자궁내막증, 월경전 증후군 등의 부인과 질환은 요통을 유발하기 쉽다. 여성에서 허리에 이렇다 할 이상이 없는 데에도 허리 아래쪽이 아플 때에는 부인과 질환이 의심된다.

그리고 담낭염이나 담석, 위궤양, 췌장염 등의 내과 질환에서는 흔히 허리부터 등까지 강한 통증이 나타나기 쉽다. 만성 위염이나 충수염 등에서는 허리에 둔한 통증을 느낄 수 있다.

신우신염이나 요로결석 등의 비뇨기과 질환도 요통을 수반할 수 있다. 요로결석에서는 갑자기 등과 옆구리, 하복부 등에 매우 심한 통증이 나타나기 때문에 진단이 비교적 용이하다. 그리고 복부의 혈관에 대동맥류가 생긴 경우에도, 허리에 통증이 나타난다. 어떠한 경우에도 원인이 되는 질환의 치료가 우선이다.

● 정신적 스트레스

최근 특히 주목받는 것이 정신적인 스트레스가 관여하는 요통이다. 인간관계의 트러블이나 업무상의 문제 등이 요통을 유발하거나 악화시킬 수 있다. 이것을 '심인성 요통'이라고 한다. 마음의 이상이 몸의 증상으로 나타나는 '심신증(정신신체증)'에서는 정신적인 스트레스에 의해 두통이나 위궤양, 요통, 알레르기 질환 등이 발생한다. 또한, 우울증의 증상 중 하나로 허리에 통증이 나타날 수 있다.

심리치료 및 정신과 진료가 필요할 수 있다.

용어해설

자궁근종 : 자궁에 양성 종양이 생긴 것. 생리 시 출혈량이 늘어나 빈혈이 되기 쉽다 근종이 커지면 요통을 유발하기도 한다.

심인성에 의한 요통인지 체크하자

답안의 점수(1점~3점)를 합산한다.

BS-POP 의사용

번호	질문 / 답안	점수
1	항상 아프다. 그렇지 않다 1점　가끔 아프지 않다 2점　거의 항상 아프다 3점	점
2	환부를 보여주는 데 특징이 있다. 그렇지 않다 1점　환부를 문지른다 2점 지시가 없음에도 옷을 벗으며 환부를 보여준다 3점	점
3	환지 전체가 아프다(저리다) 그렇지 않다 1점　가끔 2점　거의 항상 3점	점
4	검사나 치료를 권유할 때 기분 나빠하거나, 화내거나, 따지려고 한다. 그렇지 않다 1점　약간 거부하려 한다 2점　매우 거부하려 한다 3점	점
5	지각 검사로 자극하면 과잉 반응한다. 그렇지 않다 1점　조금 과잉 2점　거의 항상 3점	점
6	병의 상태나 수술 등에 대해 반복해서 질문한다. 그렇지 않다 1점　가끔 2점　매우 과잉 3점	점
7	의료진에 대해 사람에 따라 태도를 바꾼다. 그렇지 않다 1점　약간 2점　매우 그렇다 3점	점
8	대수롭지 않은 증상에 집착한다. 그렇지 않다 1점　약간 2점　매우 그렇다 3점	점

BS-POP 환자용

번호	질문 / 답안	점수
1	울고 싶거나, 울 때가 있나요? 아니요 1점　가끔 2점　거의 항상 3점	점
2	늘 비참하다는 기분이 드나요? 아니요 1점　가끔 2점　거의 항상 3점	점
3	늘 긴장하고 초조하나요? 아니요 1점　가끔 2점　거의 항상 3점	점
4	대수롭지 않은 일에 짜증내고 화날 때가 있나요? 아니요 1점　가끔 2점　거의 항상 3점	점
5	식욕은 보통인가요? 아니요 3점　가끔 식욕이 없다 2점　보통 1점	점
6	하루 중에서 아침에 가장 기분이 좋나요? 아니요 3점　가끔 2점　거의 항상 1점	점
7	왠지 모르게 피곤할 때가 있나요? 아니요 1점　가끔 2점　거의 항상 3점	점
8	평소와 다름없이 일을 하나요? 아니요 3점　가끔 할 수 없다 2점　그렇다 1점	점
9	수면에 만족하나요? 아니요 3점　가끔 만족스럽지 못하다 2점　거의 항상 1점	점
10	통증 이외에 이유로 잠들기 어려울 때가 있나요? 아니요 3점　가끔 잠들기 어렵다 2점　거의 항상 1점	점

BS-POP 의사용을 단독으로 사용하는 경우는 11점 이상, 의사용·환자용을 함께 사용하는 경우는 의사용 10점 이상이고 환자용 15점 이상인 경우에 정신의학적 문제가 관여한다고 판정할 수 있다.

합계 (의사용)	합계 (환자용)
점	점

* 『요통에 있어서 정신의학적 문제를 찾기 위한 간이 문진표(BS-POP) - 후쿠시마 현립 의학대학 부속병원장·콘노 신이치』

주요 질환 ❶ 척추 압박골절

원인의 대부분은 골다공증

척추는 추골이 이어져 구성되어 있다. '척추 압박골절'은 그 추골 앞쪽의 추체가 찌그러지듯이 부러진 것이다. 대부분 '골다공증'에 의해 발생한다.

골다공증은 노화에 의해 골량이 줄고, 뼈가 약해지는 질환이다. 따라서 척추 압박골절은 고령자에서 많이 볼 수 있다. 골다공증 자체에는 별다른 자각 증상이 없어, 압박골절이 발생한 후에 발견되는 경우가 종종 있다.

골다공증에서는 넘어지거나 손을 짚는 등 사소한 동작으로도 골절이 될 수 있다. 심한 경우에는 재채기하거나, 심지어 아무것도 하지 않아도 체중을 견디지 못하고 척추가 골절될 수도 있다.

이때 등이나 허리에 심한 통증이 발생한다. 뼈가 굳어 버리면 통증은 사라지지만, 뼈는 찌그러진 상태이다. 이 때문에 다른 추체에 부담이 가해져 또 다른 골절을 초래한다.

고령자에서는 압박골절이 있어도 그다지 통증을 느끼지 못할 수 있고, 모르는 사이에 골다공증이 진행되면 척추 전체가 변형되어 등이 굽은 자세가 되기 때문에 허리나 등에 큰 부담이 된다. 이 또한, 요통의 원인이 된다.

즉, 골다공증에 의한 압박골절이나 나쁜 자세가 지긋지긋한 요통을 유발하는 것이다.

나이를 먹으면 어쩔 수 없이 등이 둥글게 굽거나 키가 작아진다고 생각하기 쉽지만, 그게 아니라 골다공증이 진행되고 있다고 생각된다. 하루빨리 병원에서 진료를 받자.

용어해설

골량 : 뼈 전체에 함유된 칼슘의 양. 정확히는 '골염량(bone mineral content, BMC)'이라고 한다. 20~40세를 정점으로, 나이가 들면서 감소한다. 특히 여성은 폐경 후 감소한다.

척추 압박골절

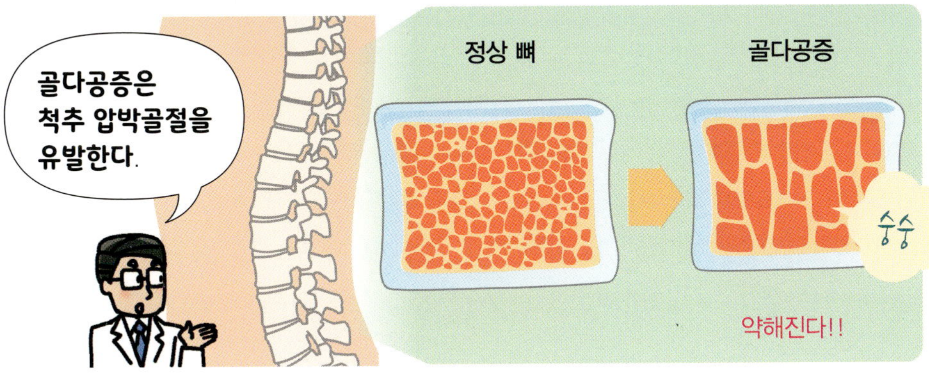

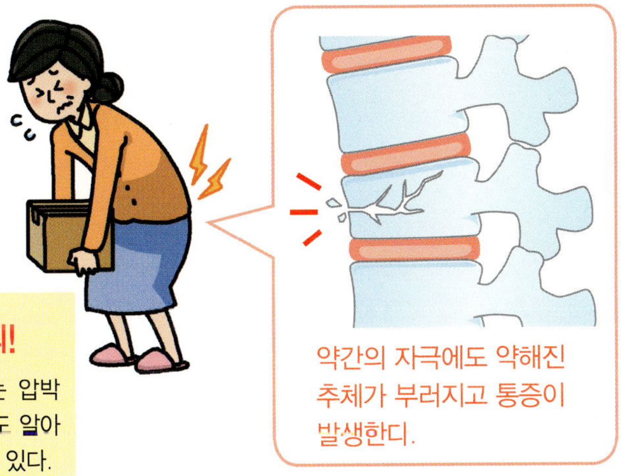
약간의 자극에도 약해진
추체가 부러지고 통증이
발생한다.

주의!
고령자에서는 압박골절이 있어도 알아채지 못할 수 있다.

눈치채지 못한 사이에 진행이 되면 등이 둥글게 굽어 고양이등이 되고, 더욱 악화된다.

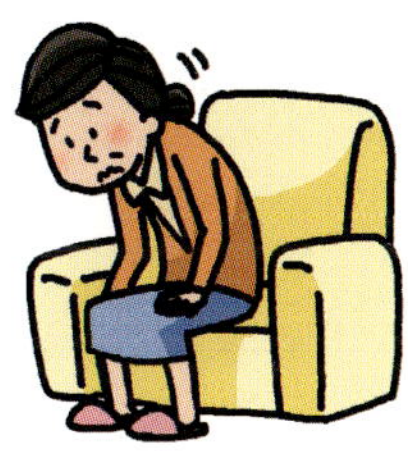

이러한 증상에 주의

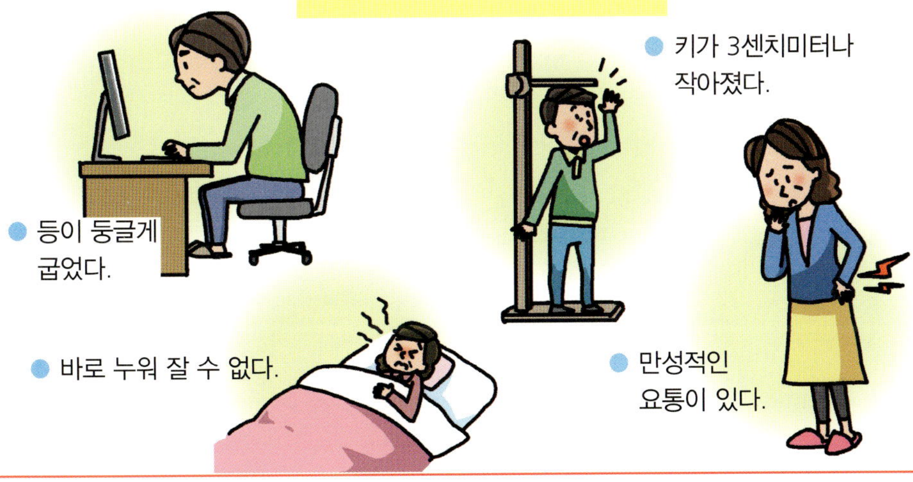
등이 둥글게
굽었다.
키가 3센치미터나
작아졌다.
바로 누워 잘 수 없다.
만성적인
요통이 있다.

골다공증의 치료

뼈는 끊임없이 파괴와 형성을 반복하여 새롭게 변해간다. 그러나 나이가 들어감에 따라 이러한 신진대사가 원활히 진행되지 못하게 되고, 뼈가 파괴되는 만큼 다시 형성되지 못하게 된다. 그 결과, 골량이 줄어들게 되는 것이다.

또한, 여성은 폐경 후 골다공증이 발생하기 쉬워진다. 뼈의 대사에 깊이 관여하는 에스트로겐 분비가 급격히 저하되기 때문이다. 고령의 여성에게 골다공증이 많은 것은 이 때문이다.

골다공증이 의심될 때는 X선 검사를 하여 뼈의 변형이나 골절 유무를 확인한다. 또한, 미량의 X선을 이용한 DXA법이나 초음파를 이용한 QUS법(정량적 초음파법) 등으로 골밀도를 측정한다.

이와 같은 검사 결과, 골밀도가 젊은 성인(20~44세) 평균값의 70% 미만인 경우 또는 병적골절(취약성 골절)이 있을 때는 골다공증으로 진단된다. 병적골절은 경미한 충격에 의해 발생되는 골절로 척추 압박골절이 대표적이다.

골다공증의 치료는 약물치료에 따라 식이요법 및 운동요법을 병행하며, 골량의 감소를 억제해 압박골절의 재발을 막고 QOL(삶의 질)을 유지 및 개선한다.

● 약물치료

주로 이용되는 것은 뼈의 파괴를 억제하고, 골밀도를 높이는 효과가 있는 '비스포스포네이트(bisphosphonate)제제'이다.

또, 뼈의 형성을 촉진하는 '부갑상선 호르몬 제제'나 에스트로겐과 같은 작용을 하는 'SERM(선택적 에스트로겐 수용체 조절제)', 칼슘 흡수를 촉진하는 '비타민 D제제', 뼈의 대사를 앞당기는 'PTH제제' 등도 사용된다.

● 식이요법

골다공증의 진행을 억제하기 위해서는 칼슘이 다량 포함된 균형 잡힌 식사가 중요하다. 뼈의 형성에 필수적인 칼슘이나 비타민 D, 비타민 K 등을 충분히 섭취하자.

용어해설

에스트로겐 : 여성 호르몬의 하나로, 난포 호르몬이라고도 한다. 난포의 성숙을 촉진하고, 수정란의 착상을 돕는다. 뼈의 형성을 촉진하는 등의 기능이 있다.

골다공증에 걸리기 쉬운 사람의 특징

골다공증의 연령별 유병률

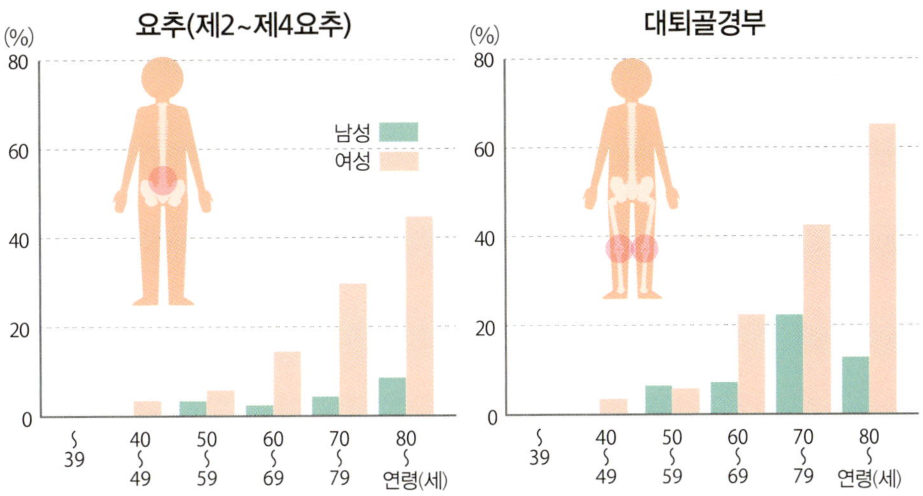

* 『골다공증의 예방과 치료 가이드 라인 2011년판』

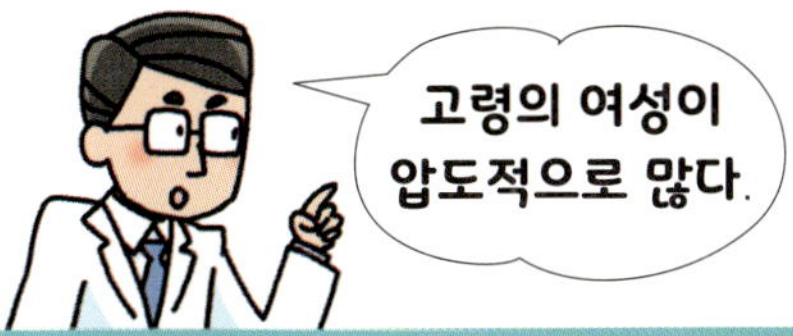

골다공증 진단기준

일차성 골다공증의 진단은 골량 저하를 초래하는 골다공증 이외의 질환 또는 이차성 골다공증의 원인을 인정하지 않는 것을 전제로 다음의 진단 기준을 적용하여 시행한다.

I. 병적골절[#1] 이 있는 경우

1. 추체골절[#2] 또는 대퇴골 근위부 골절이 있음
2. 기타 병적골절[#3]이 있고, 골밀도[#4]가 YAM의 80% 미만

II. 병적골절[#1] 이 없는 경우

골밀도[#4]가 YAM의 70% 이하 또는 -2.5SD 이하

YAM : 젊은 성인 평균값 (요추에서는 20~44세, 대퇴골 근위부에서는 20~29세)

#1 : 경미한 외력에 의해 발생한 비외상성 골절. 경미한 외력이란 선 자세에서 넘어지거나 그 이하의 외력을 말한다.

#2 : 형태추체골절 중, 3분의 2가 무증상성이라는 것에 유념하고, 감별 진단의 관점에서도 척추 X선상을 확인하는 것이 바람직하다.

#3 : 기타 병적골절 : 경미한 외력에 의해 발생한 비외상성 골절로, 골절 부위는 늑골, 골반(치골, 좌골, 천골을 포함), 상완골 근위부, 요골 원위부, 하퇴골.

#4 : 골밀도는 원칙적으로 요추 또는 대퇴골 근위부의 골밀도를 기준으로 한다. 그리고 여러 부위에서 측정한 경우에는 보다 낮은 % 또는 SD 값을 사용하는 것으로 한다. 요추에서는 L1~L4 또는 L2~L4를 기준값으로 한다. 단, 고령자에서 척추변형 등에 의해 요추 골밀도의 측정이 곤란한 경우에는 대퇴골 근위부 골밀도를 측정한다. 대퇴골 근위부 골밀도에는 경부 혹은 total hip (total proximal femur)를 이용한다. 이러한 측정이 곤란한 경우는 요골, 2번 중수골 골밀도를 측정하며, 이 경우는 %만 사용한다.

부기 : 골량감소(골감소) 『low bone mass(osteopenia)』 : 골밀도가 -2.5이상 1.0SD미만일 경우.

* 『골다공증의 예방과 치료 가이드 라인 2015년판』 골다공증의 예방과 치료 가이드라인 작성위원회 (일본골다공증학회, 일본골대사학회, 골다공증재단)

● 운동요법

뼈의 형성을 촉진하고 강화하려면 뼈에 부하를 주어야 한다. 적당히 몸을 움직이도록 하자. 무리가 되지 않는 범위에서 걷기 등을 꾸준히 하면 근력이 향상되어 낙상도 예방할 수 있다.

압박골절의 치료

압박골절의 주요 치료에는 약물치료나 보조기 등의 보존적 치료와 수술적 치료가 있다.

● 약물치료

척추가 찌그러져(골절) 심하게 아플 때에는 뼈의 파괴를 억제하는 '칼시토닌제제'을 주사하거나 '비스테로이드성 소염진통제(NSAIDs)' 등을 투여해 통증을 완화시킨다.

● 보조기

코르셋이나 깁스로 환부를 고정하여 안정시킨다. 이때 충분히 고정되지 않으면, 추가적인 압박골절이 발생하여 변형이 진행될 가능성이 있다. 또한, 뼈가 붙지 않는 가관절증(pseudoarthrosis)이 생기기도 하므로 주의해야 한다. 따라서 급성기에는 기본적으로 2~3주 동안 입원하여 치료한다. 이러한 보존적 치료로 통증이 나아진다면 조금씩 몸을 움직여 걷기 등 적당한 운동을 시작한다. 아울러 온열요법을 병행하기도 한다.

● 수술적 치료

보존적 치료로 통증이 호전되지 않는다면 수술적 치료를 검토한다. 수술적 치료에는 뼈를 이식하거나 금속 임플란트를 이용해 뼈를 고정하는 '고정술'과 찌그러진 추체에 골시멘트를 주입하여 복원하는 '경피적 추체성형술' 등이 있다.

압박골절의 재발 방지에는 균형 잡힌 식사와 적당한 운동을 유의하고, 약물에 의한 골다공증의 치료도 계속하는 것이 중요하다.

용어해설

비타민 K : 지용성 비타민의 일종. 뼈에 있는 단백질을 활성화시켜 뼈의 형성을 촉진하고, 뼈의 파괴를 억제한다. 따라서 골다공증에 효과적이다.

압박골절의 치료

압박골절의 치료

보존적 치료

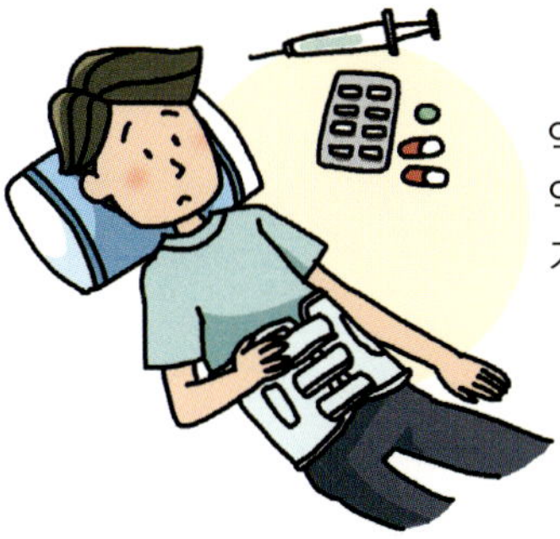

약물로 통증을 억제하고, 보조기로 고정

안정을 유지

수술적 치료

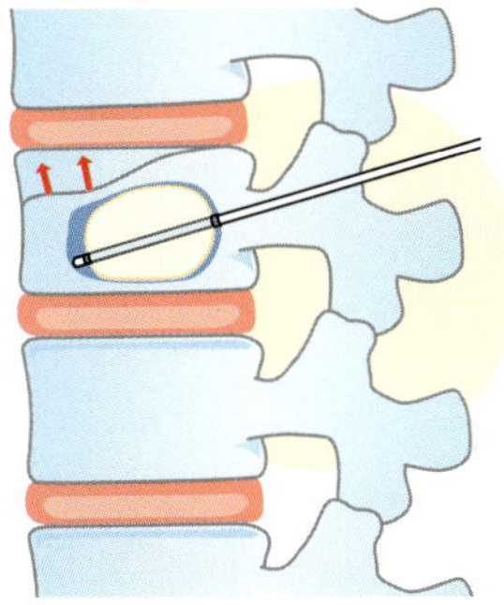

뼈 이식, 금속 임플란트 삽입, 골시멘트 주입 등으로 척추를 복원시킨다.

원래 상태로 복원한다

재방을 방지하기 위해

균형 잡힌 식사

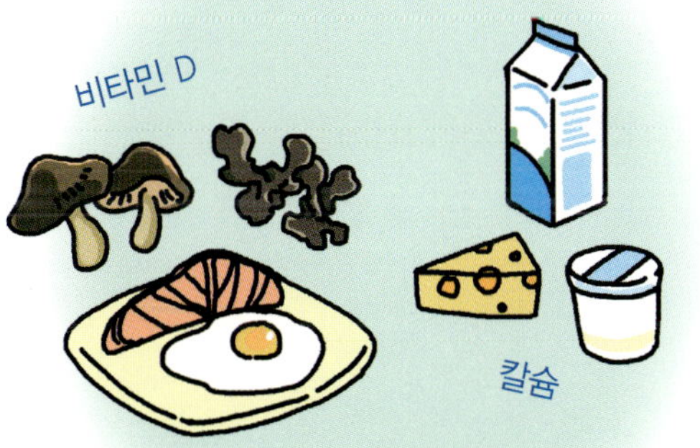

뼈의 재료가 되는 칼슘과 단백질, 칼슘 흡수를 돕는 비타민 D 등을 충분히 섭취한다.

적당한 운동

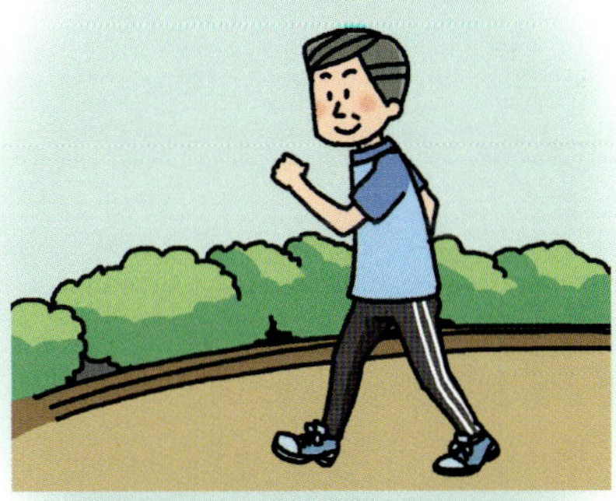

뼈에 부하를 주면 골밀도가 증가하므로 걷기를 생활화하자.

POINT 균형 잡힌 식사를 하고, 적당한 운동으로 근력을 향상시키자.

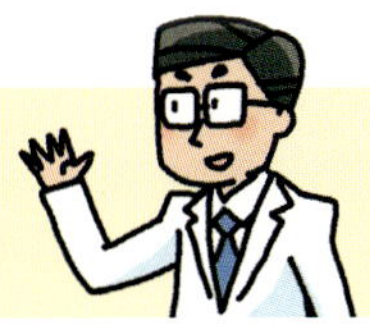

주요 질환 ❷ 변형성 척추증

원인은 척추의 노화현상

'변형성 척추증(spondylosis deformans)'은 발병률이 높은 요통이다. 이름 그대로 나이가 들어감에 따라 척추의 추간판과 추골이 변형되어 허리의 통증이 발생한다. 변형성 척추증은 이른바 척추의 노화현상이라고도 볼 수 있다.

노화에 의해 몸의 조직에 함유된 수분량이 줄면 유연성이 소실된다. 나이가 들수록 피부가 탄력을 잃어 주름이 생기듯이 추골과 추골 사이 쿠션 역할을 하는 추간판도 수분량이 줄고 탄력이 없어져 서서히 찌그러져 간다.

추간판이 얇아지면 추골에 가해지는 충격을 충분히 흡수할 수 없게 된다. 따라서 추골에 부담이 증가하고 추골끼리 직접 부딪치게 된다.

이렇게 마찰에 의해 추골이 닳게 되면 회복을 위해 뼈를 증식시키는 작용으로, 추체 모서리에 가시 모양의 '골극'이 생긴다.

이를 '골극 형성'이라고 하며, 50세 이상의 대부분의 사람에서 관찰된다. 노화현상이기 때문에 골극이 생겨도 무증상의 경우는 변형성 척추증이라고 하지 않는다.

그러나 이러한 골극이 신경의 출구 부근에 생겨 신경을 자극하면 허리나 엉덩이의 통증, 당김, 결림 등의 증상이 나타난다.

게다가 골극에 인대가 느슨해지거나 근력이 저하되는 등의 노화현상이 복합적으로 더해져 허리에 통증이 생기기도 한다.

이와 같이 허리 주변 통증 등의 증상이 나타나고, 처음으로 변형성 척추증이라는 진단을 받는다.

용어해설
골극(osteophyte) : 염증과 변형성(퇴행성 변화), 종양 등의 자극에 의해 뼈의 일부가 비정상으로 증식하여 가시처럼 되는 것. 발생 부위에 따라 요통을 유발하기도 한다.

변형성 척추증의 골극 형성 과정

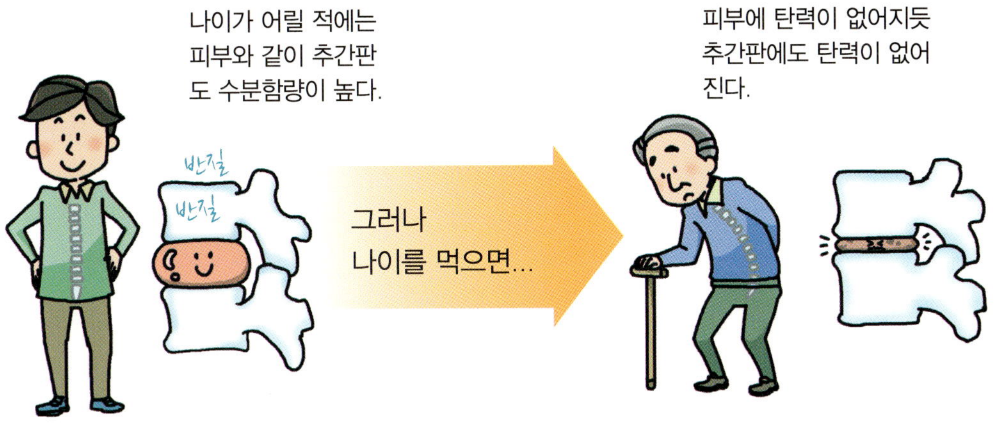
나이가 어릴 적에는
피부와 같이 추간판
도 수분함량이 높다.
반질
반질
그러나
나이를 먹으면...
피부에 탄력이 없어지듯
추간판에도 탄력이 없어
진다.

압박골절의 치료

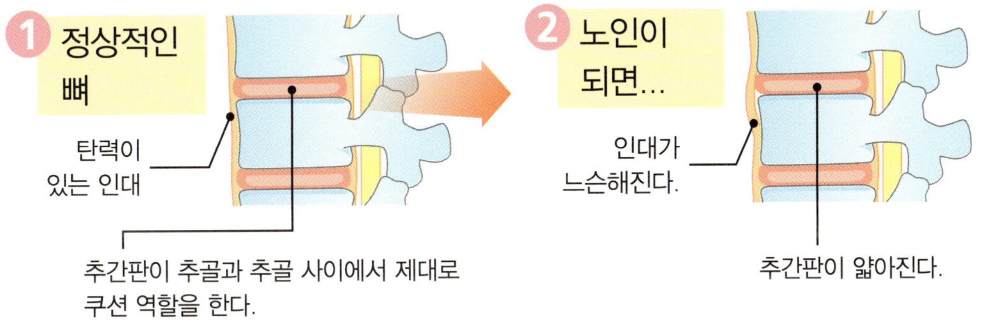

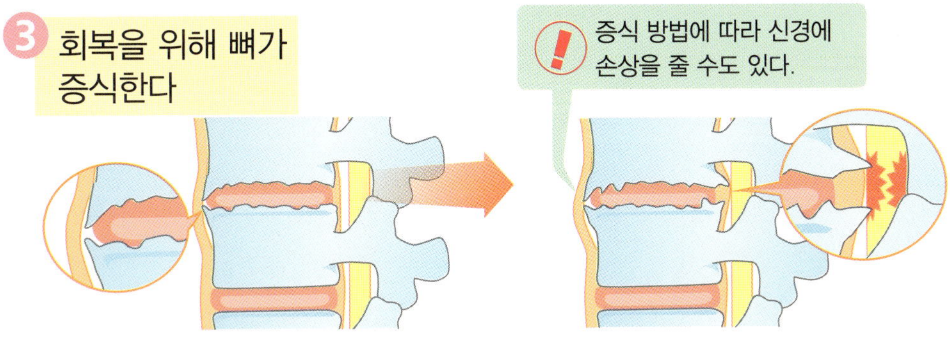

골극 형성에 더해 인대의 느슨함이나 근력저하, 과로 등,
여러 가지 요인이 겹쳐 통증을 유발

POINT 골극이 생겨도 무증상인 경우는 치료가 필요하지 않다.

변형성 척추증의 특징과 주요 증상

비교적 젊은 연령에서도 발생하는 추간판탈출증에 비해 변형성 척추증은 주로 척추의 노화에 의해 발생하기 때문에 50대 이상에서 많이 보인다.

또한, 오랜 세월 동안 허리에 부담이 지속되었던 사람에서도 발생하기 쉽다 할 수 있다.

예를 들어 비만이거나 노동 강도가 높은 사람, 격한 운동을 하여 허리를 혹사시킨 사람, 허리의 지병이 있는 사람 등은 추골과 인대, 추간판이 쇠약해져 변형되기 쉽다. 여성에서는 갱년기 장애의 하나의 증상으로 나타나기도 한다.

그럼, 변형성 척추증의 구체적인 증상을 살펴보자. 초기에는 아침에 일어날 때 허리가 아프거나 뻣뻣하다고 느끼게 된다. 그대로 움직이다 보면 통증은 자연히 소실되지만 저녁이 되면 다시 아파진다.

이와 같이 계속 아픈 것이 아니라 통증이 없어졌다가 다시 반복되는 것이 특징이다.

이 통증은 추간판과 추골, 추간관절 등이 변형되어 추골이 움직이는 범위가 좁아졌기 때문에 발생한다. 특히 뒤로 젖히는 움직임이 제한되기 때문에 기지개를 켜거나 가슴을 펴는 등 허리를 젖히는 동작에서 통증이 발생하기 쉽다.

또, 장거리를 걷거나 오랜 시간 같은 자세를 지속한 후에도 허리에 피로감이나 둔한 통증이 느껴진다. 앞으로 구부리는 작업을 계속한 후 허리를 펼 수 없게 되기도 한다.

그리고 추간판의 손상(닳아서 줄어듬) 정도에 따라서 척추가 틀어지거나, 아프지 않기 위해 쓸데없는 곳에 힘을 주거나 해서 자세가 나빠지기도 한다. 이렇게 되면 더욱 통증이 발생하기 쉽다. 골극이 허리 주변의 신경근이나 마미를 압박하는 경우는 다리가 저리게 된다. 또한, 변형성이 진행되어 척주관협착증이 병발하면 통증과 저림으로 도중에 쉬지 않으면 계속 걸을 수 없게 된다.

변형성 척추증이 의심되는 경우는 X선 검사를 하여 환부의 상태를 확인한다.

고령자의 대부분에서 골극이 관찰되므로, 골극이 있다고 하여 바로 변형성 척추증이라고 진단할 수 없다. 통증이 심하거나 저릴 때에는 MRI 검사 등으로 신경이 압박되는지를 확인하기도 한다.

변형성 척추증은 노화현상의 하나이기 때문에 치료에 의해 변형된 뼈를 원상태로 되돌릴 수 없다. 일상생활에 지장을 주지 않도록 통증을 경감시키는 것이 치료의 목표가 된다.

용어해설

갱년기장애 : 여성은 폐경기 전후가 되면 난소의 기능이 저하되어 에스트로겐 분비가 감소한다. 이 때문에 심신에 다양한 질병이 나타나는 것을 말한다.

변형성 척추증의 특징

변형성 척추증의 주요 증상

- 허리가 무겁다, 나른하다, 둔한 통증이 있다.
- 아침에 일어나거나 움직이려고 할 때 아프고 뻣뻣하다.
- 허리에서 엉덩이에 걸쳐 아프거나 다리가 저린다.

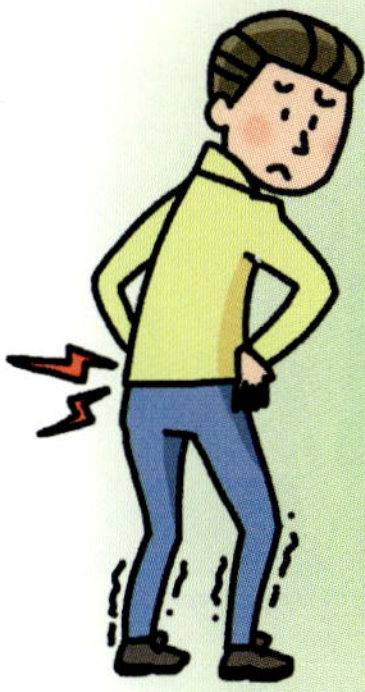

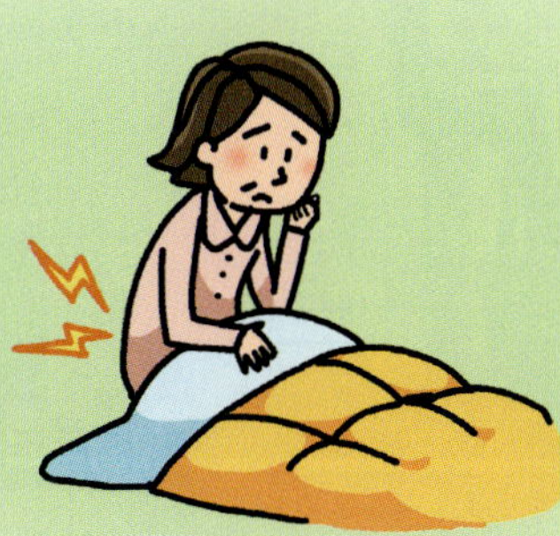

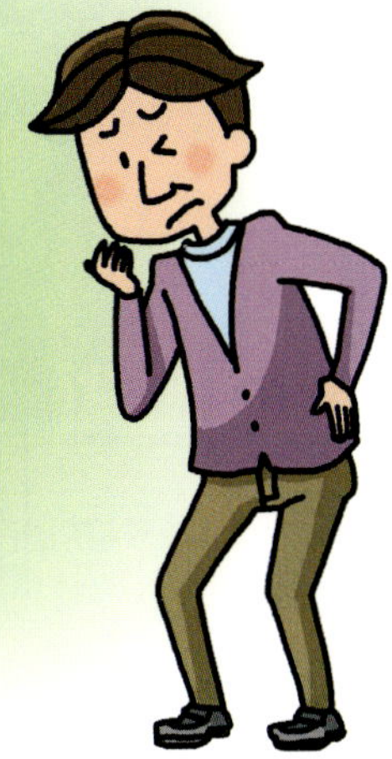

- 허리를 뒤로 젖히면 아프다.
- 통증이 사라졌다가 다시 나타난다.

변형성 척추증에 걸리기 쉬운 사람

- 고령의 남성
- 허리에 지병이 있는 사람
- 비만인 사람
- 젊은 시절부터 허리가 아팠던 사람
- 운동을 격하게 하여 허리를 혹사해 온 사람
- 중노동을 하는 사람

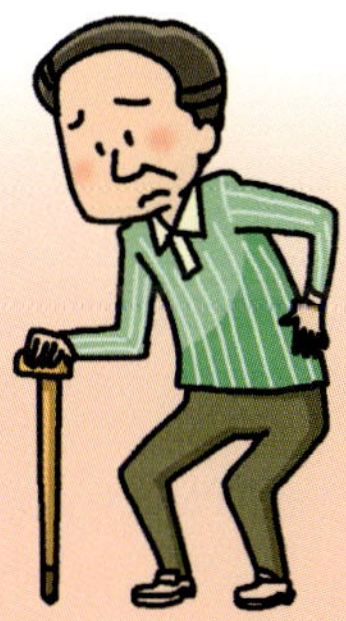

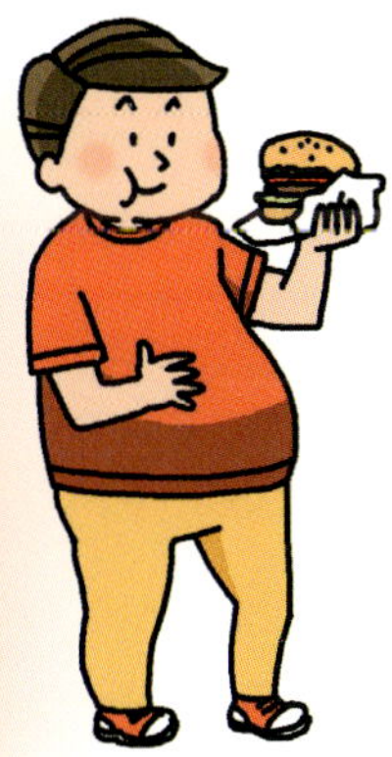

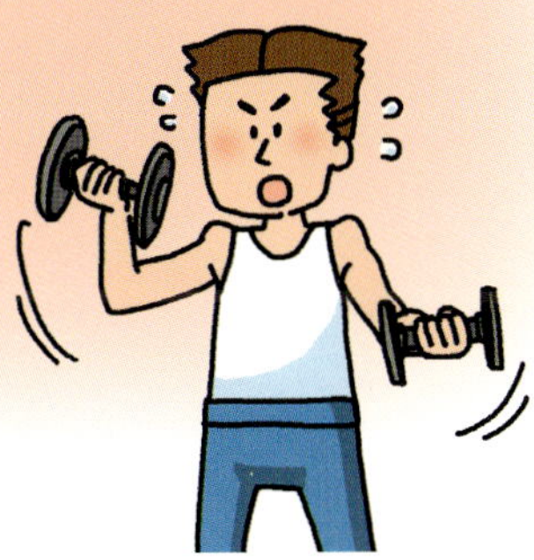

따라서 기본적으로 약물이나 보조기 등을 이용한 보존적 치료를 시행한다. 또한, 증상에 따라 온열요법이나 운동치료를 병행한다.

대개는 며칠간 안정하면 상당히 통증이 가벼워지고, 1개월 정도 보존적 치료를 하면 통증이 낫는다. 단, 나이가 들면서 다시 악화될 가능성이 있다.

● 약물치료

통증을 경감하기 위해 비스테로이드성 소염진통제를 투여한다. 파스(습포), 내복약, 연고 등이 있으며 증상에 따라 사용한다.

● 보조기

코르셋을 착용하여 허리를 안정시킨다. 그러나 장기간 사용하면 근력이 저하될 수 있으므로, 코르셋에 지나치게 의지하지 말고, 통증이 완화되면 서서히 중단한다. 착용 기간에 대해서는 의사와 충분히 상담하도록 한다.

● 온열요법

레이저나 원적외선으로 환부를 따뜻하게 하여 통증을 경감시킨다.

목욕으로 몸을 따듯하게 데우는 것도 효과가 있다.

● 운동치료

통증이 나아지면 무리하지 않는 범위에서 몸을 움직여 등과 배의 근육을 단련하고 유연성을 향상시킨다.

용어해설

원적외선 : 눈에 보이지 않는 전자파의 일종으로 파장이 긴 것. 서서히 몸을 따뜻하게 하여 혈액순환을 촉진한다. 신진대사를 활발하게 하고, 통증을 완화하는 효과도 있다.

변형성 척추증의 치료

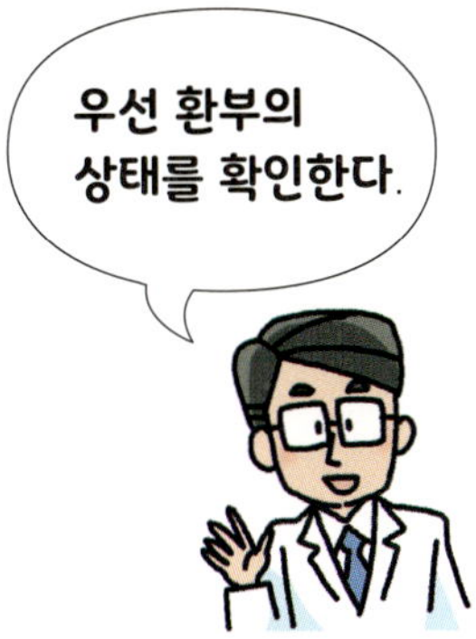
우선 환부의
상태를 확인한다.

우선…

X선 검사

↓ 통증이 심하거나 저리다.

MRI 검사

변형성 척추증의 치료법

약물치료

비스테로이드성 소염진통제(NSAIDs) 내복약, 파스, 연고 등으로 통증을 경감시킨다.

보조기

코르셋이나 보조기를 착용하여 허리를 안정시킨다.

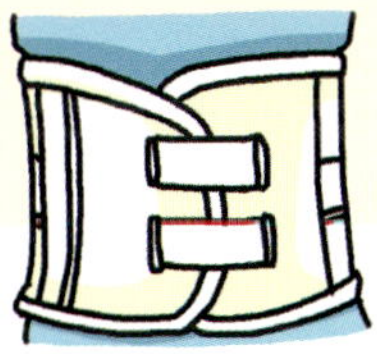

온열요법

레이저나 원적외선을 조사하여 통증을 완화시킨다.

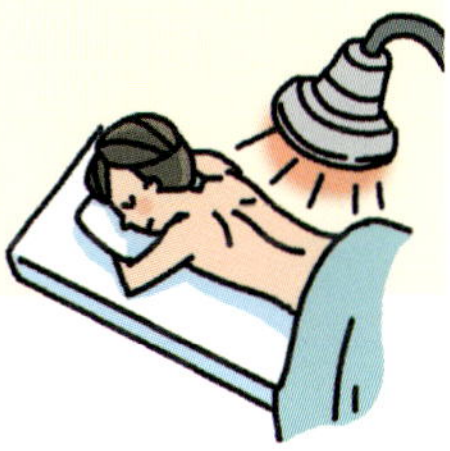

운동치료

유연성 체조, 스트레칭, 가벼운 근력운동, 걷기 운동 등.

재발 방지를 위한 평소 습관

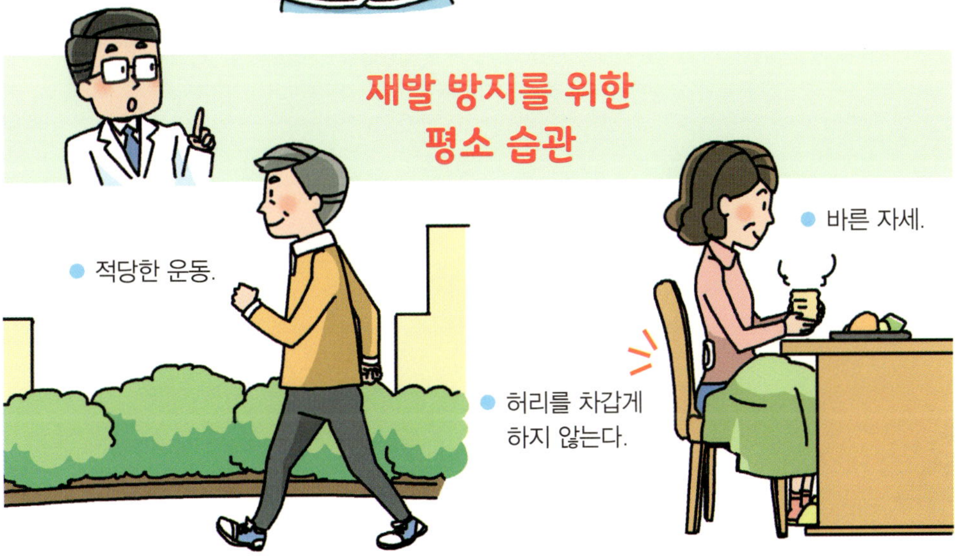
적당한 운동.
허리를 차갑게
하지 않는다.
바른 자세.

주요 질환 ❸ 요추 척주관협착증

주요 원인은 노화

척추는 여러 개의 추골이 쌓여 구성되며 추골의 뒤쪽에는 세로로 관통하는 터널이 있다. 이것이 척주관으로 척수나 마미신경 등이 통과한다.

'요추 척주관협착증(lumbar spinal stenosis)'은 이 신경의 통로인 척주관이 좁아져 신경을 압박하여 통증과 다리의 저림 등을 초래하는 질환이다.

척주관이 좁아지는 원인에는 선천적인 것도 있지만, 대부분은 후천적인 것으로 주로 노화에 의한 척주관 주변 조직의 변형이다.

노화에 따라 추골이 변형되거나, 인대가 유연성을 잃고 두꺼워지거나, 추간판이 두꺼워지거나, 추간관절이 변형되어 척주관이 좁아지게 된다. 변형성 척추증이나 척추전방전위증, 추간판 탈출증 등과 병발하기도 한다.

정도의 차이는 있지만 나이를 먹으면 누구나 척주관이 좁아지게 된다. 노화현상의 하나이기도 하므로 요추 척주관협착증은 고령자에 흔하고, 60대에서는 약 20명 중 1명, 70대에서는 약 10명 중 1명꼴로 발견된다고 알려져 있다. 그 외에도 선천적으로 척주관이 좁거나, 중노동을 하는 사람, 젊은 시절부터 요통이 있거나 장시간 같은 자세를 하는 사람, 골프 등 허리를 젖히는 운동을 하는 사람 등에서 발생하기 쉽다.

요추 척주관협착증은 어느 신경이 장애되어 있는지에 따라, '신경근형', '마미형', '혼합형'의 3가지 유형으로 나누어진다.

유형에 따라 증상이 달라지며, 그에 따라 치료를 시행한다.

용어해설

추간관절 : 상하의 추골이 연결된 부분. 요추의 추간관절은 요추 뒤쪽의 좌우에 위치하여 앞쪽 추간판의 움직임을 제어한다.

요추 척주관협착증

나이가 들수록 척추의 주변 조직이 변형된다.

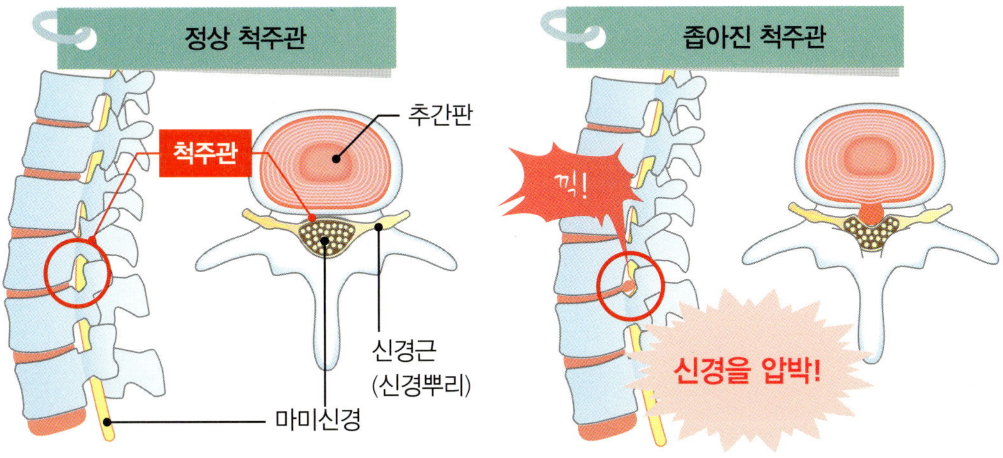

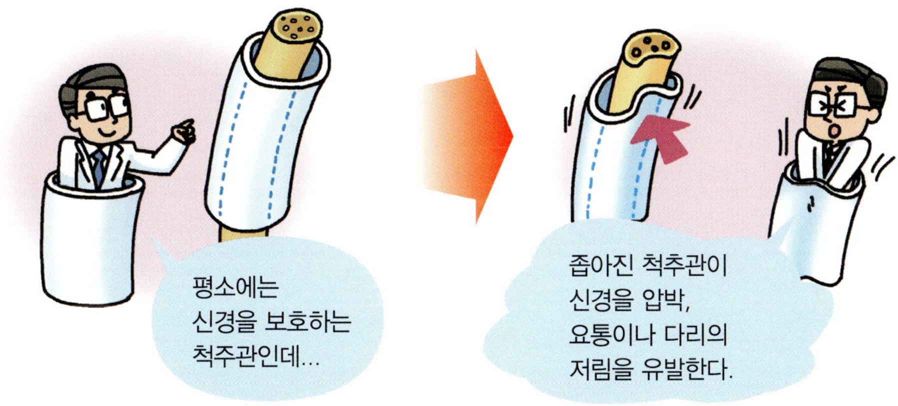

요추 척주관협착증의 3가지 유형

신경근형

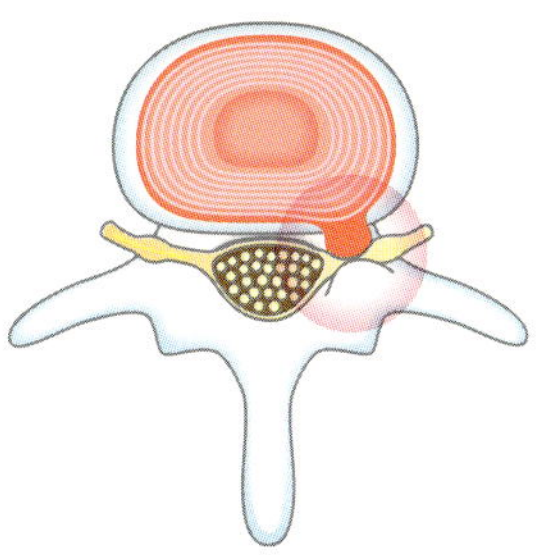

신경근이 장애된 경우.

마미형

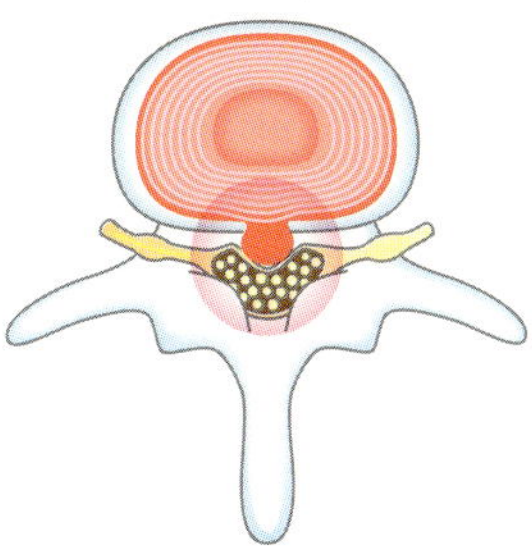

마미가 장애된 경우.

혼합형

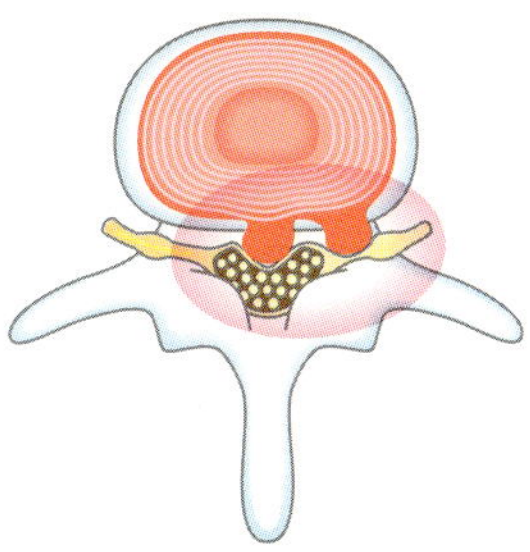

신경근과 마미 양쪽이
장애된 경우.

특징적인 증상은 간헐 파행

'간헐 파행'은 요추 척주관협착증에서 보이는 특징적인 증상이다. 걷기 시작할 때는 별 문제가 없지만 어느 정도 걷다 보면 다리가 아프고 저려서 걸을 수 없게 된다. 허리를 앞으로 숙이거나, 걸음을 멈추고 쉬면 통증이 완화되어 다시 걸을 수 있게 된다.

이는 자세에 따라 신경의 압박 정도가 달라지기 때문이다.

걸을 때는 척주가 펴지고, 허리가 약간 뒤로 젖혀진 상태가 되기 때문에 신경에 압박이 강해지고 통증이나 저림이 발생한다. 반대로 앞으로 허리를 숙이면, 척주관이 넓어져 압박이 완화되어 편해진다. 요추 척주관협착증 환자가 자전거로 다니는 것이 편한 까닭이다. 질환이 진행되면 보행 가능한 거리가 짧아지고, 서 있기도 힘들어진다.

그리고 신경근형에서는 신경의 뿌리 부분이 압박되어, 허리부터 다리에 걸쳐 통증과 저림이 발생하는데, 이것이 이른바 좌골신경통이다. 대부분은 좌우 어느 한쪽에서만 증상이 나타난다.

마미형에서는 신경다발인 마미가 압박되기 때문에 신경근형보다 중증이 되거나, 양쪽에서 증상이 나타나는 경우가 많다. 통증보다 저림이 심하고 다리의 저림이나 하반신의 냉감, 발바닥의 이상감각, 회음부의 작열감 등의 지각이상이 발생한다. 계단에서 걸려 넘어지거나, 발에 힘이 들어가지 않기도 한다. 이러한 증상은 허리를 뒤로 젖히면 심해지고, 앞으로 숙이면 완화된다.

마미는 방광, 직장의 기능에도 관여하고 있기 때문에 드물게 배변·배뇨장애, 발기 이상 등이 나타날 수 있다. 심해지면 발에 근력이 저하되어 걷기 힘들어질 수도 있다.

혼합형은 이러한 신경장애가 모두 발생하여 양쪽의 증상이 나타나기 때문에 일상생활에 지장을 초래할 정도로 심각한 증상이 나타날 수 있다.

용어해설

배뇨장애 : 소변이 나오지 않거나, 실금, 횟수 증가, 배뇨 시 통증 등, 배뇨에 문제가 있는 것을 배뇨장애라고 한다.

모든 유형에서 공통되는 특징적인 증상

간헐 파행

1 도중에 쉬지 않으면 걸을 수 없다.

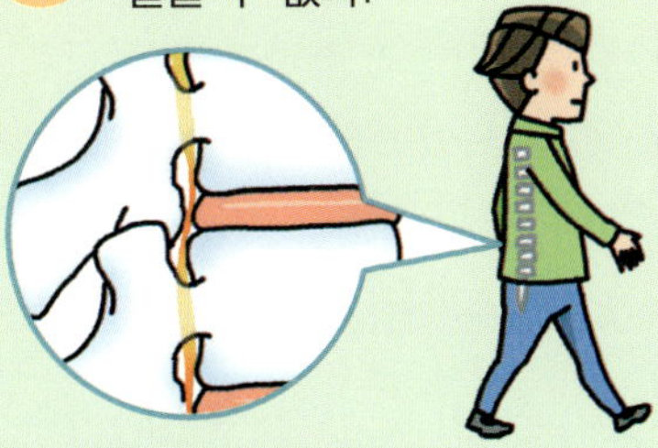

등 근육이 펴진 상태가 되어 신경을 압박한다.

2 걷다 보면 점점 아파진다.

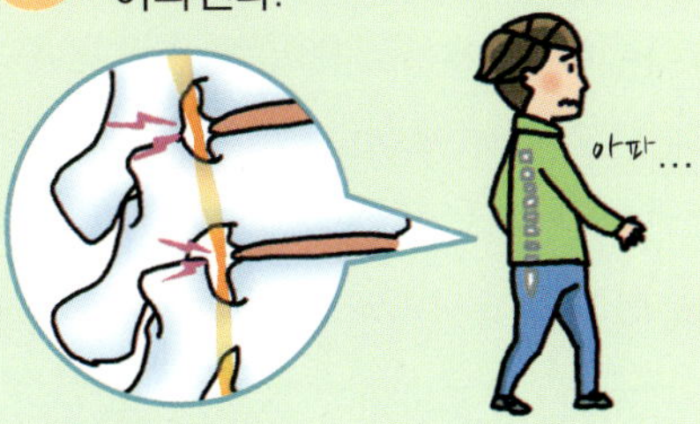

압박이 심해지고, 통증으로 걸을 수 없게 된다.

3 허리를 앞으로 구부리면 통증이 완화된다.

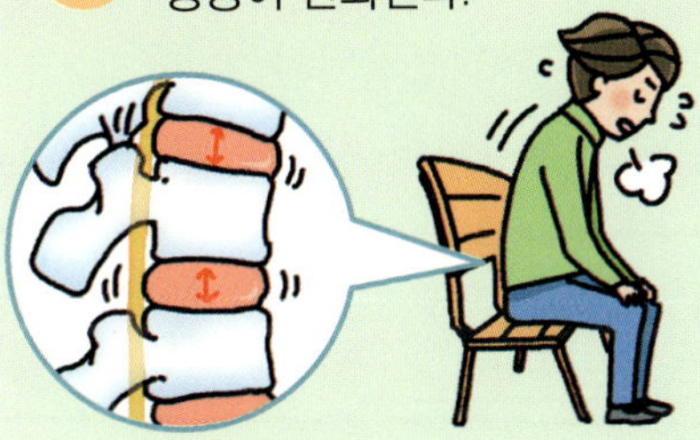

신경 압박이 해소되어 일시적으로 통증이 완화된다.

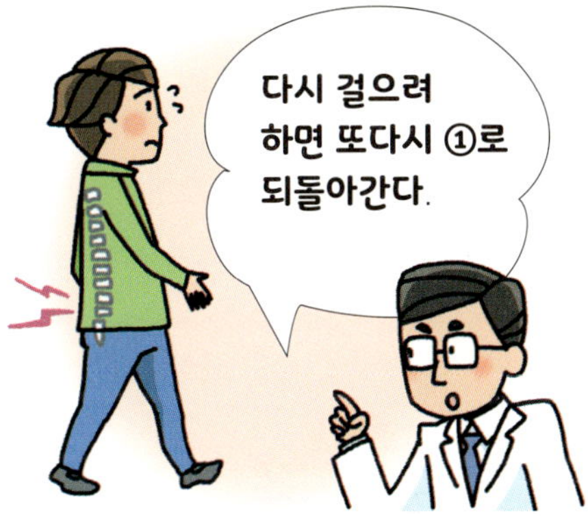

결국 걷지 못하는 경우도…

유형별 증상

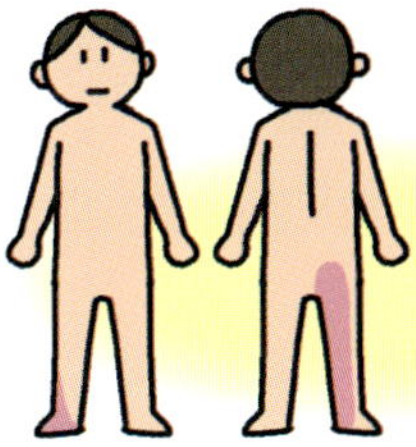

신경근형

한쪽 엉덩이에서 다리에 걸쳐 통증과 저림이 발생한다. 좌골신경통, 장딴지에 쥐가 난다 등.

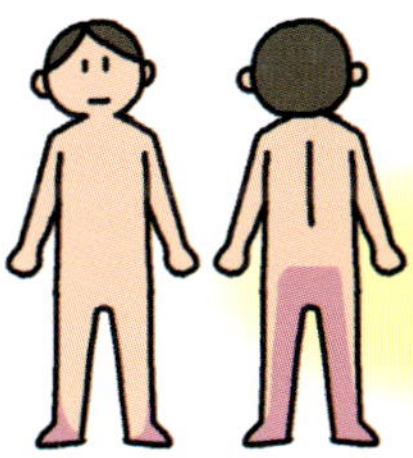

마미형

양쪽 다리와 발바닥이 저리다. 다리에 힘이 들어가지 않는다 · 발끝이 올라가지 않는다 · 회음부의 작열감. 발기 이상, 배뇨 · 배변장애 등.

혼합형

신경근형과 마미형의 증상이 모두 발생.

요추 척주관협착증의 치료

요추 척주관협착증이 의심되는 경우는, 협착 부위나 신경이 눌리는 정도 등을 검사한다. 검사 방법은 X선 검사, MRI 검사, 척수 조영술, CT 검사 등이 있다. 허리를 앞으로 숙인 자세에서 증상이 완화되는지 여부도 확인한다.

치료로는 우선, 약물치료와 보조기 등으로 보존적 치료를 시행하고 경과를 관찰한다.

그럼에도 증상이 개선되지 않을 경우나 중증일 경우는 수술적 치료를 검토한다.

● 약물치료

주요 치료제는 '혈관확장제'인 프로스타글란딘 E1 제제이다. 이는 신경 주변의 혈관을 확장시켜 혈액순환을 개선하고 신경 증상을 경감시킨다. 다리의 통증과 저림에 효과가 있으며, 특히 마미형의 간헐 파행을 개선시킨다.

그리고 좌골신경통에는 프레가발린이라는 '신경병증성 통증치료제'를 사용한다. 이는 말초신경병증에 의한 통증에 효과적이다. 그리고 통증 해소를 위해 비스테로이드성 소염진통제나 '마약성 진통제', '근이완제' 등을 투여하기도 한다. 그럼에도 통증이 호전되지 않을 때는 '신경차단술'을 시행한다. 통증 부위에 국소마취나 스테로이드제를 주사하여 신경의 부종(종창)이 개선되면 통증 전달 경로에 작용하여 통증이 완화된다.

● 수술적 치료

3개월 이상 보존적 치료를 시행해도 개선되지 않는 저림과 다리의 통증으로 일상생활에 지장이 있거나, 10분 간 계속해서 걸을 수 없거나, 배뇨·배변장애가 있는 등 증상이 심한 경우는 수술적 치료를 시행한다. 진행되면 수술을 해도 증상이 남을 수 있기 때문에 중증의 경우에는 조속히 수술하는 것이 바람직하다.

수술 방법에는 신경을 압박하는 뼈를 부분적으로 절제하는 '감압술'과 불안정한 추골을 고정하여 척추를 안전시키는 '고정술' 등이 있다.

용어해설

CT 검사 : 컴퓨터단층촬영 검사. X선을 이용해 몸의 단면을 촬영하여 체내의 상태를 관찰하고 질환의 유무를 알아보는 검사. 조영제를 사용하기도 한다.

요추 척주관협착증의 치료

약물치료

증상		약물
다리 저림 간헐 파행	▶	혈관확장제
좌골신경통	▶	신경병증성 통증치료제
신경의 통증	▶	항우울제 항불안제
통증	▶	비스테로이드성 소염진통제 마약성 진통제
그럼에도 개선되지 않는 심한 통증	▶	신경차단술

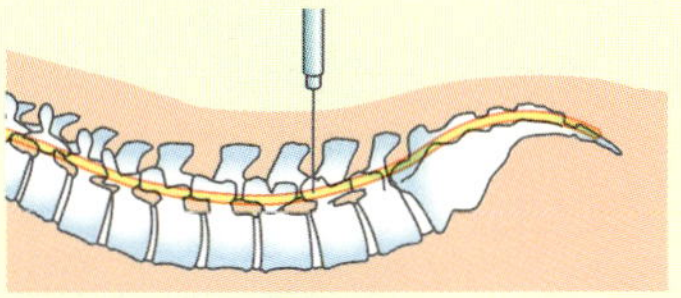

보조기

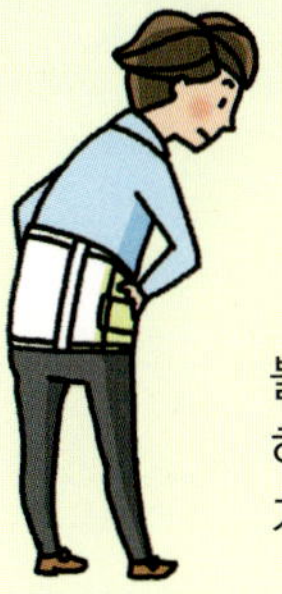

불안정한 요추를 고정하는 코르셋이 사용되기도 한다.

운동치료

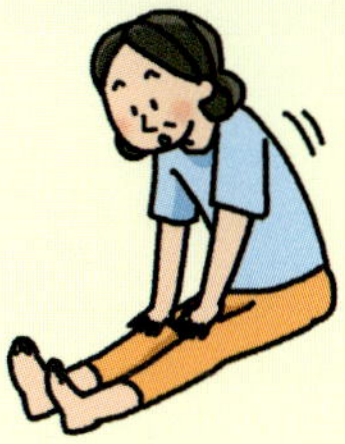

- 유연성 체조
- 스트레칭
- 가벼운 근력운동
- 걷기 운동

온열요법

핫팩 등으로 따뜻하게 한다.

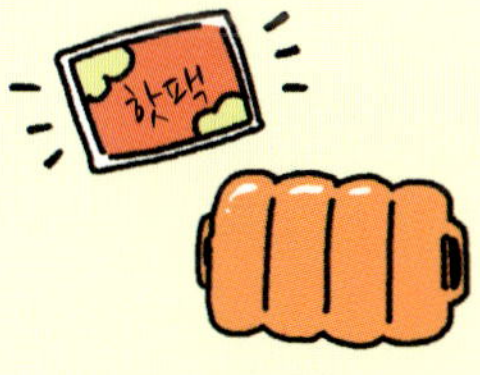

수술적 치료

- **추궁절제술**

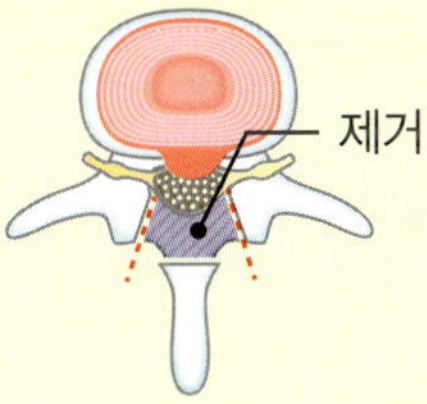

신경을 압박하는 뼈나 인대를 제거한다.

- **척추고정술**

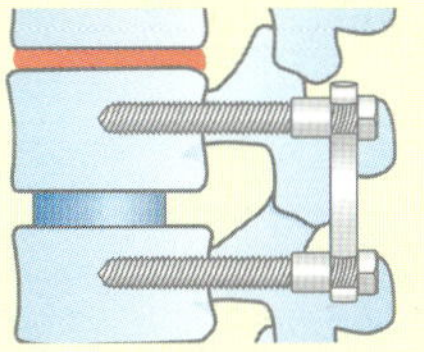

척추를 고정하여 안정시킨다.

증상을 완화하기 위해 앞으로 숙이는 자세를 유지하자

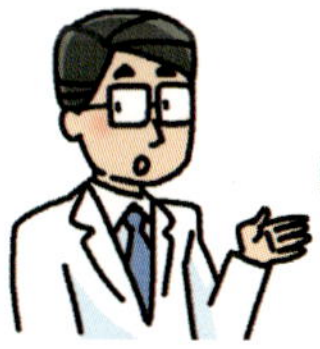

지팡이 짚기

워커(보행기) 사용

자전거 타기

주요 질환 ❹ 추간판탈출증

추간판은 노화가 빠르다

‘추간판탈출증(herniated disc)’은 요통을 유발하는 원인 중 발생 빈도가 높은 질환 중 하나이다.

‘탈출증(헤르니아)’은 정상 조직이 해부학적 위치에서 벗어나 있는 것을 이르는 말이다. 추간판 탈출증에서는 추간판(연골)이 신경을 향해 빠져나와 증상이 나타난다. 척추의 모든 부위에서 발생하지만, 가장 많이 볼 수 있는 것은 요추이다.

추간판탈출증은 20~40대의 비교적 젊은 나이에 발생하기 쉬운 것이 특징이다. 추간판의 중심부에는 수분이 다량 함유된 젤리 형태의 수핵이 있고, 그 주위를 단단한 섬유륜이 둘러싸고 있다. 추간판은 매우 탄성이 높은 조직이지만 유연성을 잃거나 강한 압력이 가해지면 섬유륜에 균열이 생겨 내부의 수핵이 바깥으로 빠져나오게 된다. 이것이 주위 신경을 자극하여, 통증과 저림을 유발하게 된다. 추간판에 균열이 가해지는 주요 원인에는 타고난 체질이나 허리에 가해지는 충격 등이 있다.

실제로 평소에 혹사되는 추간판은 소모가 극심해 다른 조직보다 일찍 쇠약해진다. 수핵은 20대, 섬유륜은 30대부터 노화가 시작된다고 하며, 노화에 의해 섬유륜의 탄력이 저하되거나 손상되면 작은 균열이 생기게 된다.

이러한 상태에서 격렬한 운동이나 중노동, 장시간의 사무작업 등을 하게 되면 수핵이 깨진 틈으로 빠져나오는 탈출증이 발생한다.

추간판탈출증이 한창 일할 나이의 남성에서 많은 것은 허리에 부담이 가해지는 작업이나 격렬한 운동을 하는 경우가 흔하기 때문이다. 그리고 10대에 추간판탈출증이 발생하는 사람은 체질적인 요소가 크게 작용한다고 볼 수 있다.

이 밖에 비만이나 흡연도 원인이 된다.

용어해설

수핵 : 추간판의 중심부에 있는 겔 형태의 조직. 연골세포, 콜라겐 섬유, 프로테오글리칸 등으로 구성되며, 수분이 풍부하고 탄력성이 높다.

20~40대에 많은 추간판탈출증

추간판에 가해지는 부담에 의해 척추의 신경이 압박된다.

추간판탈출증에 걸리기 쉬운 사람

20~40대의 젊은 세대(여성보다 남성에 많음)

- 격렬한 운동을 하는 사람
- 중노동을 하는 사람

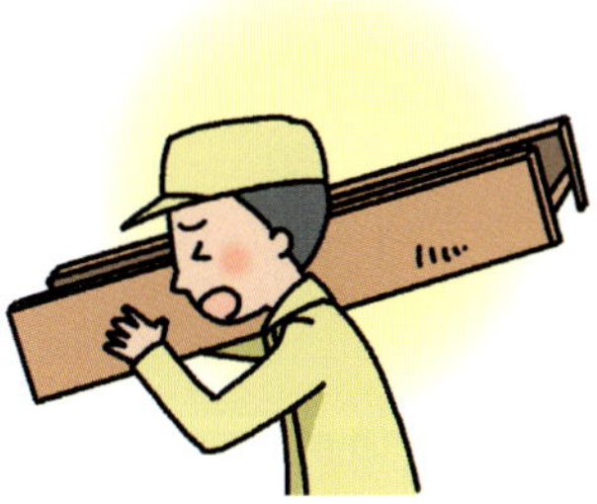

- 같은 자세로 일 하는 사람

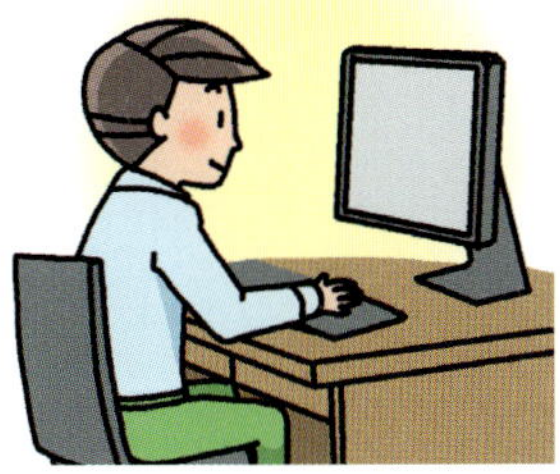

- 비만
- 흡연자
- 체질적 원인

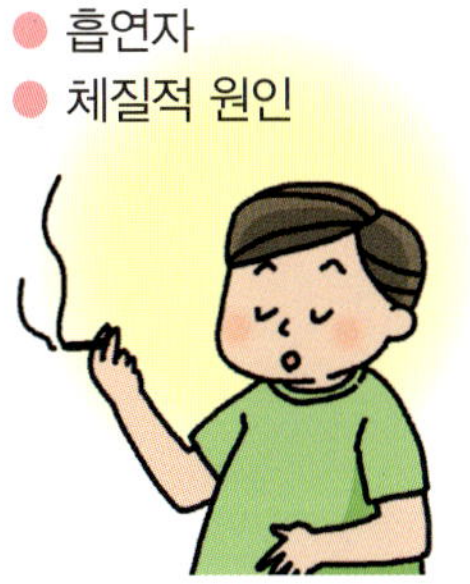

추간판탈출증의 발생기전

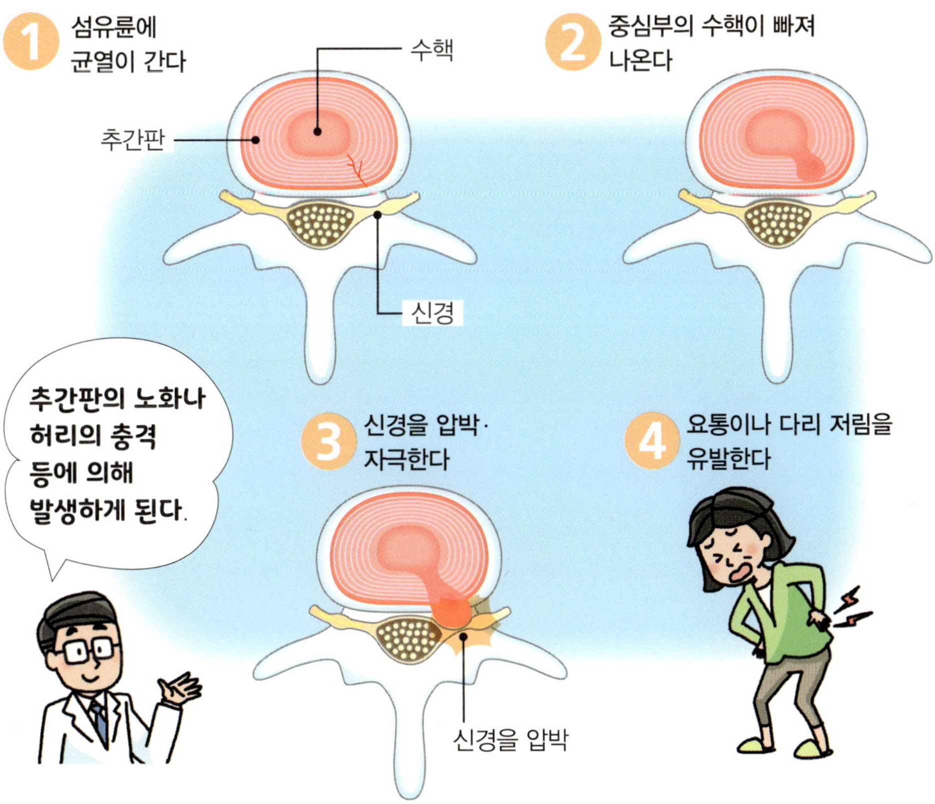

주된 증상은 허리에서 다리로 퍼지는 통증

추간판탈출증은 요추 중에서도 가장 부담이 큰 제4요추와 제5요추 사이 또는 제5요추와 천골 사이의 추간판에 주로 발생한다.

발생 부위에 따라서 통증 양상과 증상이 다르지만, 대부분의 경우 통증과 저림은 허리뿐만 아니라 엉덩이에서 허벅지 뒤쪽, 장딴지까지 확산된다. 때때로 발끝까지 전기가 통하듯이 저리기도 한다.

요추, 천골에서 빠져나오는 좌골신경이 추간판탈출증에 의해 압박되어, 좌골신경통이 발생하기 때문이다.

통증이나 저림은 좌우 어느 쪽에서든 발생할 수 있으며, 양쪽에서 발생하기도 한다.

좌골신경에는 운동신경과 지각신경이 모두 포함되어 있기 때문에 다리의 감각이 무뎌지거나, 다리에 힘이 들어가지 않거나, 잘 넘어지기도 한다.

그리고 탈출증이 심한 경우(수핵이 많이 빠져나온 경우)에 마미가 압박되면, 양쪽 다리의 저림이나 근력저하 외에도 빈뇨·잔뇨감·요실금 등의 배뇨장애가 초래될 수 있다. 중증이 되면 방광이나 직장 기능이 소실될 수 있으므로 즉시 진료를 받아야 한다.

또한, 추간판탈출증이 있으면 아픈 부위를 무의식적으로 감싸게 되므로 자세가 나빠지게 된다. 지면에서 발바닥에 전해지는 미세한 진동으로도 저림이나 통증이 발생해 발을 끄는 것처럼 어색한 걸음걸이가 될 수도 있다.

추간판탈출증에서는 허리를 앞으로 숙이거나 뒤로 젖히면, 추간판에 압력이 가해지기 때문에 수핵이 신경을 자극하여 증상이 심해진다. 반대로 허리를 곧게 펴거나 누우면, 추간판에 가해지는 압력이 감소해 증상이 완화된다.

어쨌든, 통증이나 저림이 계속되면, 조속히 진료를 받도록 하자.

용어해설

지각신경 : 피부나 내장, 혈관 등 몸의 각 부분으로부터 전해지는 정보와 시각, 청각, 후각, 미각 등의 정보를 중추로 전달하는 신경. '감각신경'이라고도 한다.

통증과 저림이 발생하기 쉬운 부위

POINT 발생한 척추 레벨에 따라 증상이 달라진다.

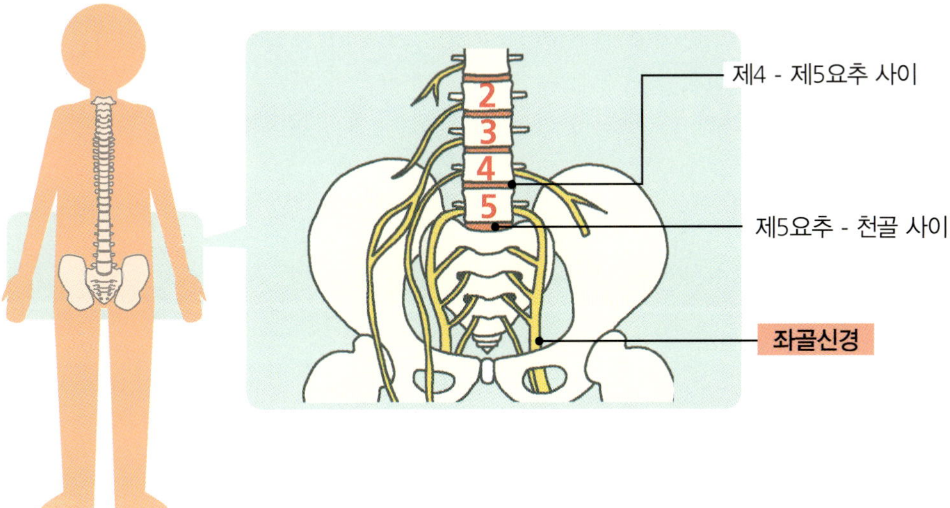

	제4 - 제5요추 사이에 탈출증이 발생했을 때	제5요추 - 천골 사이에 탈출증이 발생했을 때
통증 부위	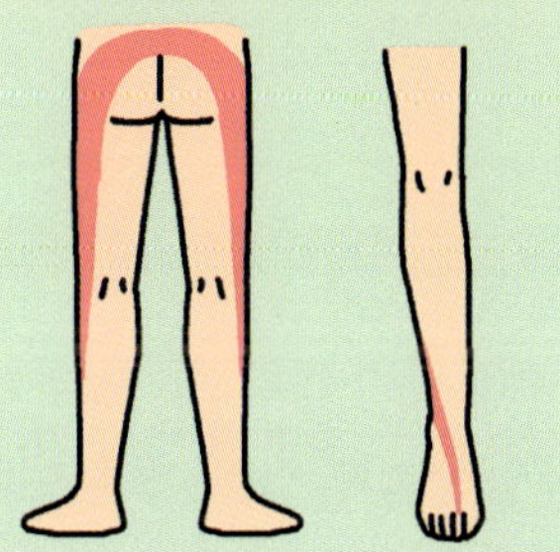	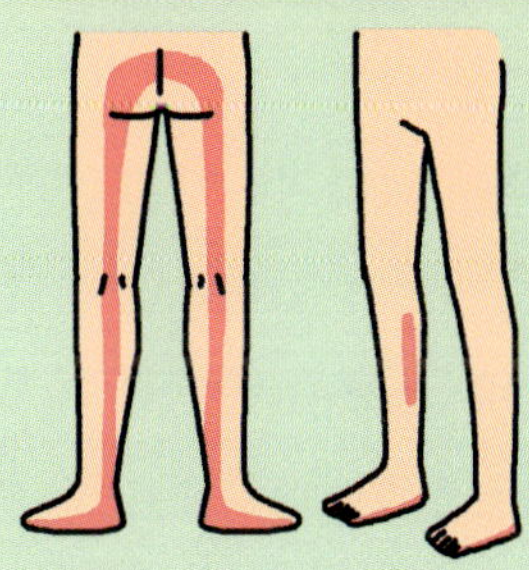
주요 증상	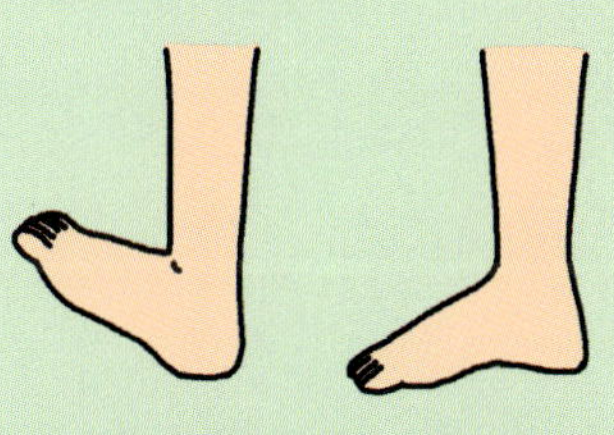 발꿈치로 서기 힘들다.	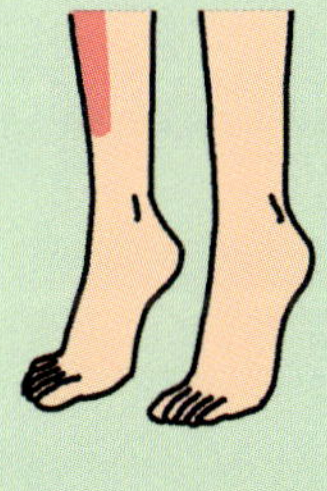 까치발로 서기 힘들다.

추간판탈출증의 치료

추간판탈출증이 의심될 때에는 '하지직거상 검사(SLRT, straight leg raise test)를 실시한다. 방법은 바로 누운 자세를 한 환자의 다리를 쭉 편 채 한쪽씩 들어 올리며, 그 범위를 확인하는 것이다. 정상이라면 어느 정도 높이 올라가지만 추간판이 탈출된 쪽의 다리는 30~40도 정도 밖에 올라가지 않을 수 있다. 그리고 X선 검사나 MRI 검사에서 추간판이나 신경의 상태를 검사한다. 대부분의 탈출증은 자연 치유된다. 중증이 아닌 한 다음과 같은 보존적 치료를 시행하며 경과를 관찰한다.

● 안정요법

통증이 심한 급성기에는 편안한 자세로 누워 안정을 취한다.

● 약물치료

통증을 억제하기 위해 주로 비스테로이드성 소염진통제를 처방한다. 또한, 좌골신경통에는 신경병증성 진통제를 투여하기도 한다. 그럼에도 통증이 나아지지 않으면 신경차단술을 시행한다.

그 밖에 허리를 따뜻하게 하는 온열요법이나 보조기 착용도 통증 경감에 도움이 된다. 이와 같은 보존적 치료로 대부분의 경우 2~3주 내에 증상이 완화된다.

● 운동치료

통증이 나아졌다면, 스트레칭이나 산책, 수중 걷기, 가벼운 근력운동 등의 운동치료를 시작한다. 안정 기간이 길어지면 근력이 저하되어 오히려 회복이 지연된다.

3개월 이상 보존적 치료를 시행해도 개선되지 않고, 심한 통증에 의해 일상생활에 지장을 초래하는 경우 수술을 검토한다. 배뇨·배변장애가 있을 때는 즉시 수술을 시행한다. 수술은 등쪽을 절개하여 탈출한 추간판을 적출하는 '추간판절제술'이 일반적이었지만, 최근에는 내시경을 이용한 수술도 가능해졌다.

용어해설

X선 검사 : X선을 조사하여 각 장기의 흡수율이 다른 것을 이용해 체내의 상태를 관찰하고 질환의 유무를 확인하는 검사

추간판탈출증의 치료

추간판탈출증이 의심될 때는...

하지직거상 검사

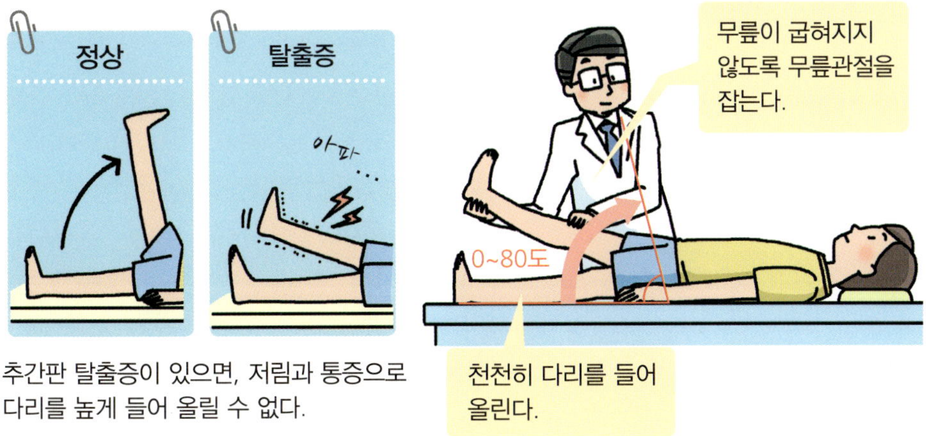

추간판 탈출증이 있으면, 저림과 통증으로 다리를 높게 들어 올릴 수 없다.

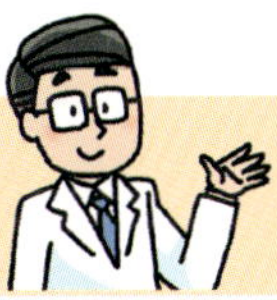

빠른 회복을 돕는 「힌트」

급성기

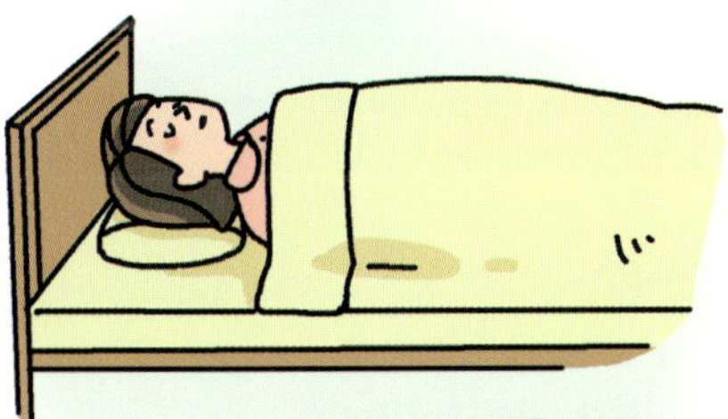

- 누워서 안정을 취한다.
- 운동을 피한다.

통증이 나아지면

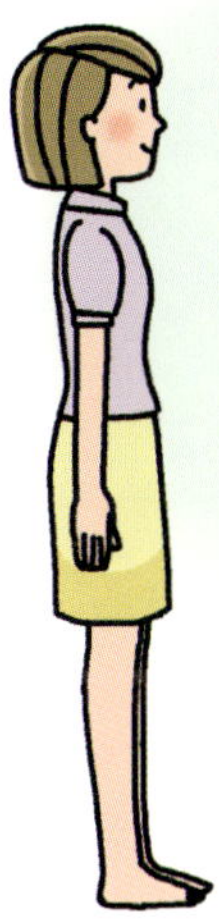

- 바른 자세를 유지한다.
- 앞으로 구부정하게 하거나, 책상다리를 하거나, 허리를 뒤로 젖히는 등 허리에 통증이 오는 자세는 피한다.

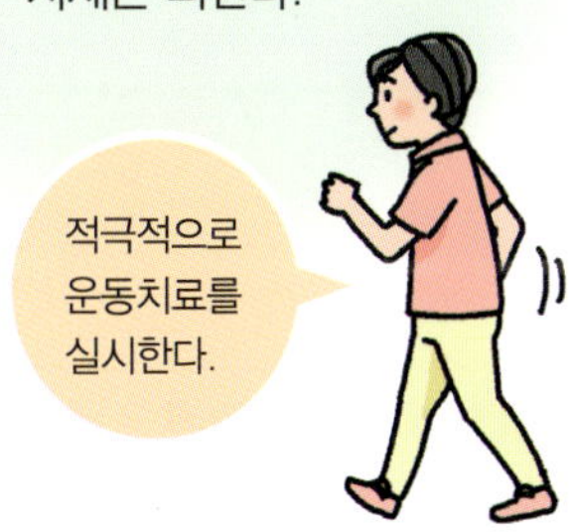

주요 질환 ⑤ 요통증

원인을 알 수 없는 요통의 총칭

현재 의료에서 행해지는 영상 진단은 형태적 이상을 발견하는 검사로, 통증에 특화된 검사는 아니다. 따라서 만성적인 요통이 있어도, 요추 주변의 조직에 이상이 발견되지 않고, 내과적인 질환도 없다면, 원인을 특정할 수 없는 경우도 있다.

이러한 원인 불명의 만성 요통을 통틀어 '요통증(low back pain)'이라고 한다. '비특이적 요통'이라고도 한다.

의외라고 생각할 수 있지만, 요통 전체의 약 85%가 원인을 알 수 없는 요통이라고 하며, 추간판 탈출증이나 변형성 척추증과 같은 질환보다 훨씬 많다.

'요통증'의 증상이나 통증 양상은 사람마다 제각각이다. 흔히 볼 수 있는 것은 둔한 통증이 지속되어 허리가 무겁다, 나른하다, 피로감이 있다 등이다. 같은 자세로 오래 있을 때 아픈 사람도 있고, 움직일 때 아픈 사람도 있다.

원인은 확실하지 않으나, 요추나 추간판, 그 주변의 근육, 인대 등의 조직에 만성적이 피로가 축적되거나 과도한 긴장이 지속되어 통증이 발생하는 것으로 보고 있다.

허리의 피로나 긴장을 유발하는 것에는 나쁜 자세, 장시간 같은 자세로 있는 것, 노화, 격렬한 운동, 중노동, 운동 부족, 비만 등이 있다. 또한, 정신적인 스트레스도 큰 비중을 차지한다. 이러한 요인이 복잡하게 얽혀 통증을 유발한다고 할 수 있다.

치료로는 허리에 부담을 주지 않도록 일상에서 주의하며 적당히 운동하는 것이 최선이다.

통증의 영상화는 아직 연구단계이다. 미래에는 통증을 가시화하는 기술이 개발될 것으로 생각된다.

용어해설

비특이적 요통 : X선 검사나 MRI 검사 등의 영상 검사에서 이상이 발견되지 않고, 원인을 알 수 없는 요통의 총칭. 요통 전체의 약 85%를 차지하고 있다.

요통을 가진 많은 사람이 원인 불명

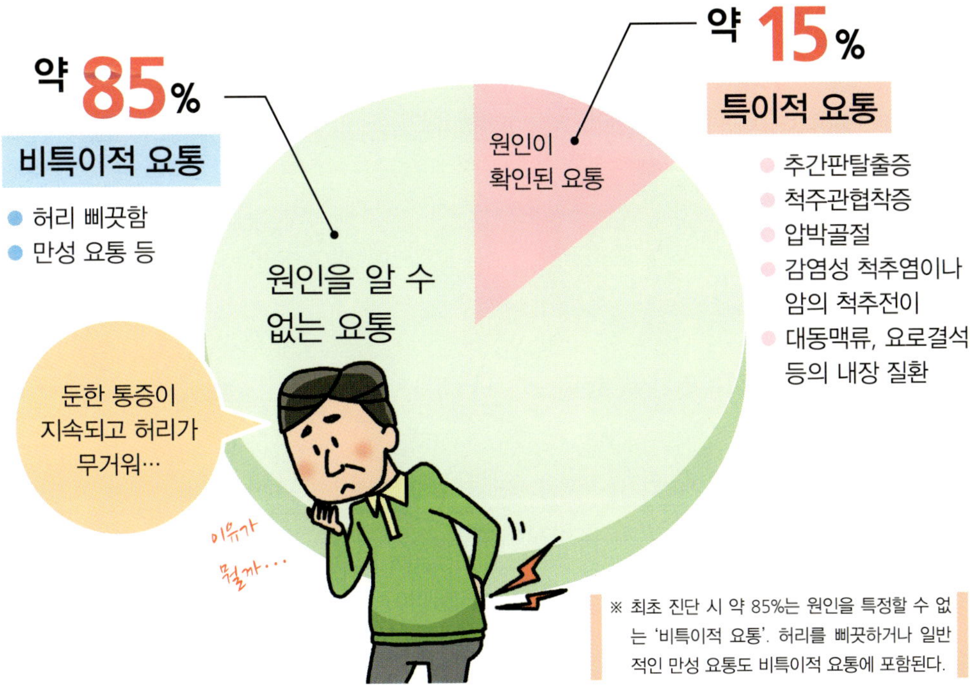
약 85%
비특이적 요통
허리 삐끗함
만성 요통 등
약 15%
특이적 요통
추간판탈출증
척주관협착증
압박골절
감염성 척추염이나 암의 척추전이
대동맥류, 요로결석 등의 내장 질환
원인이 확인된 요통
원인을 알 수 없는 요통
둔한 통증이 지속되고 허리가 무거워…
이유가 뭘까…

※ 최초 진단 시 약 85%는 원인을 특정할 수 없는 '비특이적 요통'. 허리를 삐끗하거나 일반적인 만성 요통도 비특이적 요통에 포함된다.

생활습관을 바꾸자

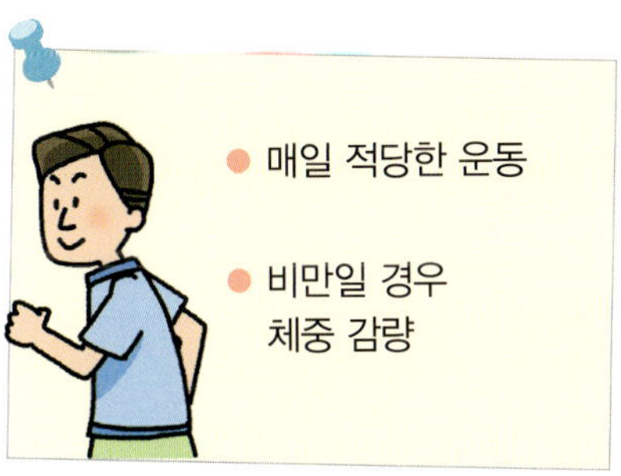
매일 적당한 운동
비만일 경우 체중 감량

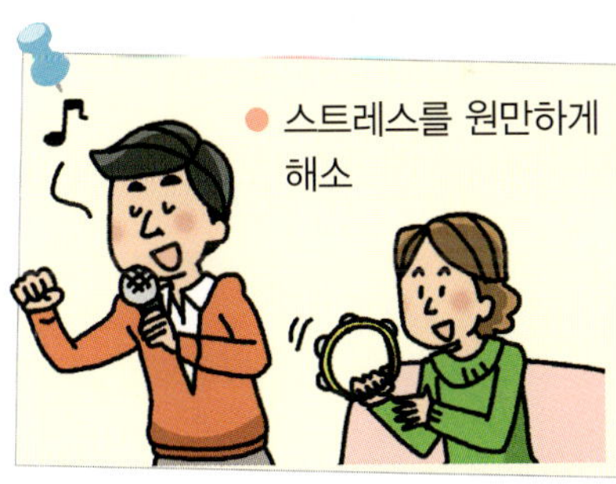
스트레스를 원만하게 해소

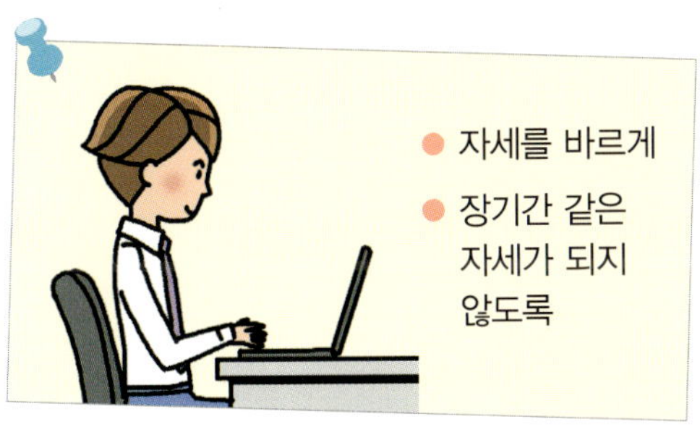
자세를 바르게
장기간 같은 자세가 되지 않도록

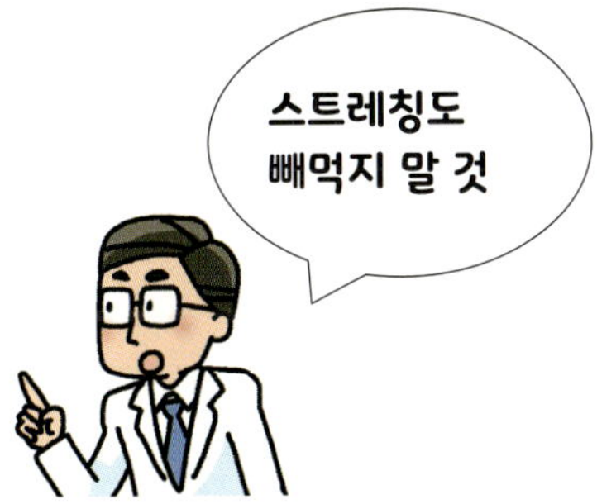
스트레칭도 빼먹지 말 것

주요 질환 ❻ 척추분리증·척추전방전위증

원인은 과도한 운동

요추의 추골은 앞쪽의 추체와 뒤쪽의 추궁으로 구성된다. '척추분리증(spondylolysis)'은 이 추궁에 금이 가 분리된 것이다.

10~15세의 성장기 아이에서 많이 볼 수 있다. 원인은 격렬한 운동에 의한 피로골절로, 성장기의 부드러운 뼈에 반복적인 힘이 가해져서 발생한다.

특히 야구나 배구, 체조, 테니스, 달리기, 높이뛰기 등 허리를 젖히는 동작이 많은 종목은 주의해야 한다. 척추분리증은 일반인에서는 5% 정도이지만, 운동선수에서는 30~40%로 유병률이 높다.

제5요추에서 발생이 많고, 골절 초기에는 심한 통증이 있다. 특히 허리를 뒤로 젖히거나 비틀면 통증이 악화된다. 또한, 추골이 분리되면 허리의 뼈가 불안정해져, 주위의 조직에 부담이 가해지기 때문에 그 후에도 둔한 통증이 지속된다.

젊은층에서 초기에 발견하여 격렬한 운동을 잠시 중단하고, 보조기를 착용하는 등 적절한 조치를 취하면, 6~12개월 내 뼈가 붙어(골유합) 치유되지만, 진료를 받지 않고 통증을 참는 사람이 많다. 이 시기에는 분리된 부분의 수술적 치료도 가능하다.

그러나 가끔 요통이 있을 뿐이고, 성인이 되어 본인도 모르는 사이에 방치하게 될 수도 있다. 이것이 원인이 되어 척추분리증이 진행되어 분리된 추골이 앞으로 미끄러져 나오는 것이 '척추전방전위증(spondylolisthesis)'이다.

중년 이후에 많이 보이며, 앞으로 빠진 추골이 신경뿌리를 압박하면 허리부터 엉덩이, 다리에 걸쳐 아프거나 저리기도 한다. 보조기 착용, 약물치료 등을 시행하고, 개선되지 않는다면 '척추고정술' 등의 수술을 하기도 한다.

용어해설

피로골절 : 격렬한 운동 등으로 뼈의 동일한 부위에 반복적으로 작은 힘이 가해져 뼈에 균열이 생기고, 결국에는 골절이 발생하게 되는 것.

척추분리증의 특징

격렬한 운동에 의해
피로골절을 유발한다.

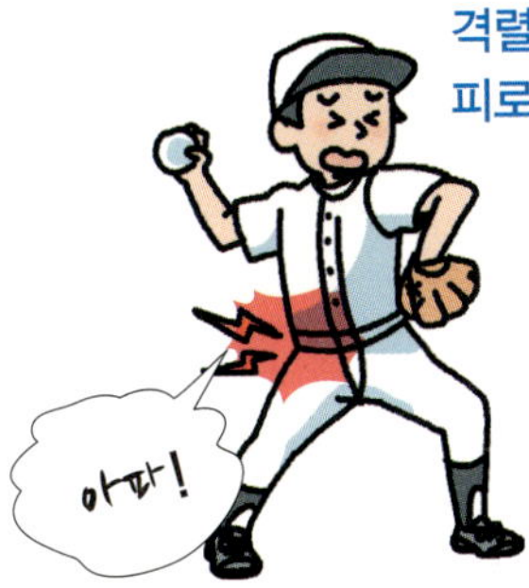

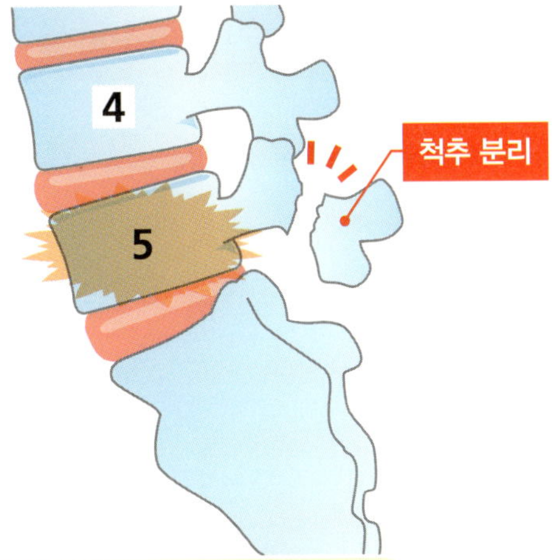

치료

운동을 중단하고, 맞춤 제작한
보조기를 6~12개월 착용한다.

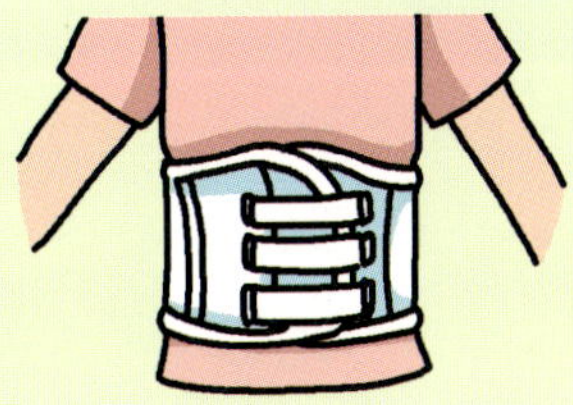

치료받지 않고 방치하면...

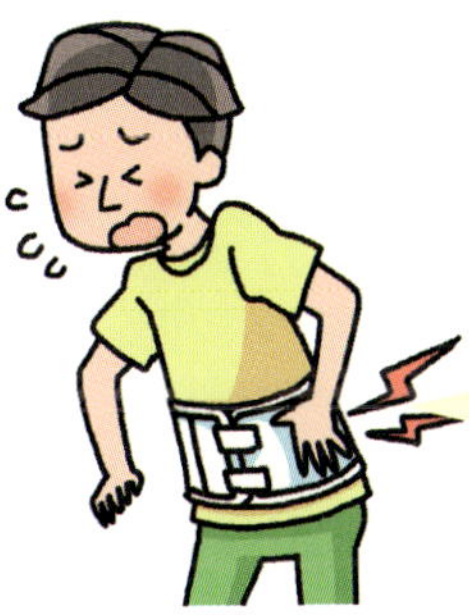

보조기나 약물로 치료해도 효과가
없는 경우도 있다.

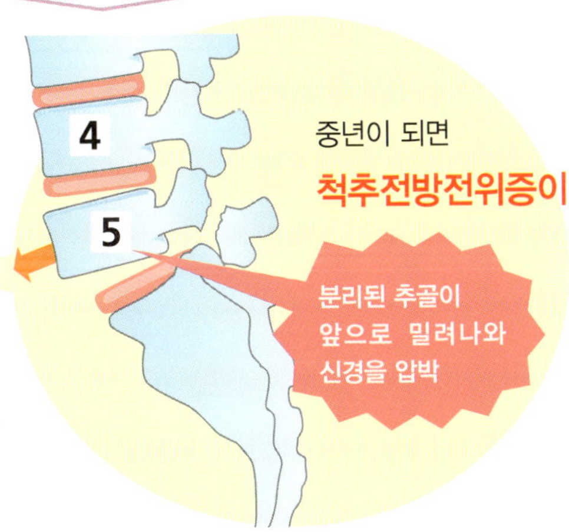

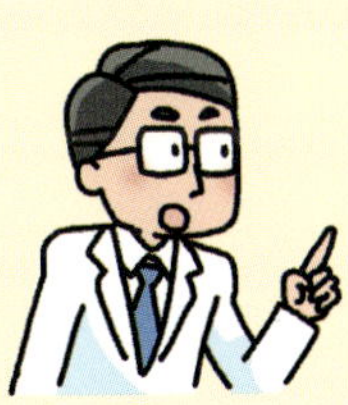

**수술로 근본적인 치료가
필요한 경우도**

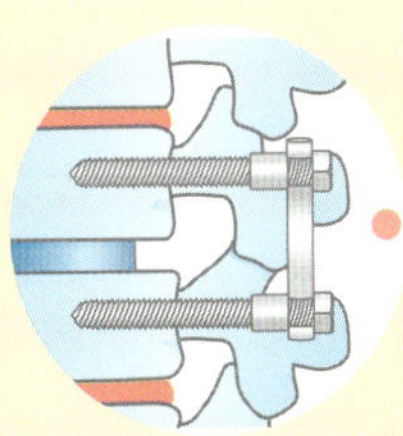

척추고정술

주요 질환 ⑦ 변형성 고관절증

고관절 질환에 노화가 더해져 발병

고관절 질환은 골반 주변에 통증이 나타나므로 요통에도 관련될 수 있다.

고관절은 '골반'과 '대퇴골'을 연결하는 관절이다. 대퇴골의 끝부부인 '대퇴골두'는 둥근 공 모양이며, 이를 밥공기처럼 생긴 골반의 '관골구(구개)'가 감싸고 있다. 관골구와 대퇴골두의 표면은 쿠션 역할을 하는 관절연골로 덮여 있다. 변형성 고관절증은 이러한 관절연골이 마모되고, 쿠션 역할을 못하게 되어 통증이 발생한다.

일본에서는 변형성 고관절증을 앓고 있는 사람이 약 200~300만명으로 추정되며, 여성이 흔해 환자 수가 약 남성보다 5배 이상이라고 한다.

변형성 고관절증은 특별한 원인 없이 노화와 비만으로 유발되는 일차성과 본래부터 고관절에 이상이 있어 발생하는 이차성으로 나뉜다. 일본인에서는 이차성이 많고, 그 주요 원인은 '관골구 형성부전'이다. 이는 선천적으로 관골구의 깊이가 얕아 대퇴골두에 가해지는 부하를 충분히 받아내지 못하는 것이다. 따라서 고관절의 부담이 증가하고 특히 나이가 들면 관절연골이 약해져, 변형성 고관절증이 발병하는 것이다.

증상으로는 초기에는 고관절 부위(허벅지 근위부)에 위화감이나 경직이 있어 걷기 시작이나 장시간의 보행, 계단을 오르내릴 때 등에 통증을 느낀다. 진행됨에 따라 통증을 느끼는 시간이 길어져, 보행 시 때 항상 아프거나 잠을 잘 때도 통증을 느낀다.

초기에는 평소, 고관절에 부담이 가지 않도록 주의하며, 운동치료를 병행하여 통증 감소를 도모한다. 변형이 심해 일상생활에 지장을 초래할 경우에는 수술적 치료가 효과적이다.

용어해설

대퇴골두 : 대퇴골 끝부분의 공 모양으로 된 부분. 표면은 쿠션 역할을 하는 2~4mm 정도의 관절연골에 덮여 있다.

고관절의 구조와 질환

고관절의 구조

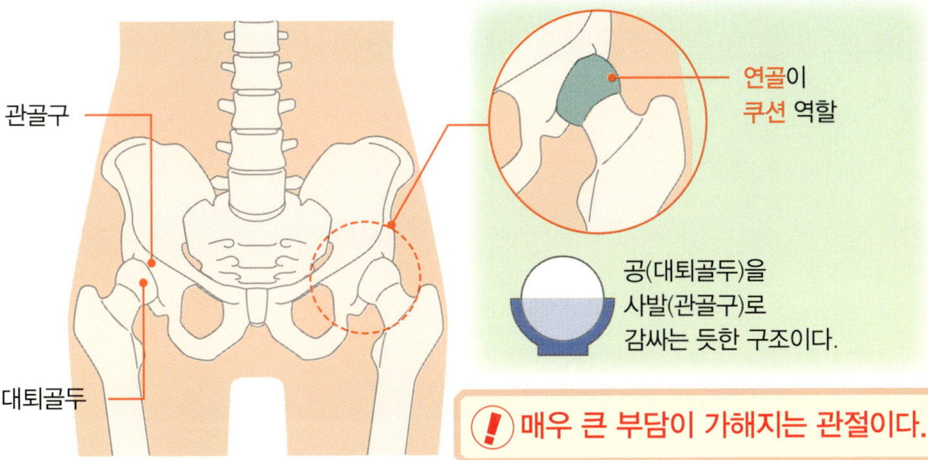

매우 큰 부담이 가해지는 관절이다.

이러한 고관절이 변형되어 통증이 나타나는 것이…

변형성 고관절증

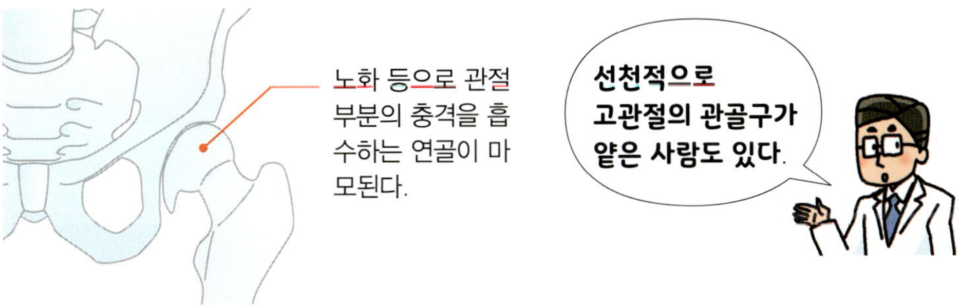

생활 속에서 고관절을 지키는 방법

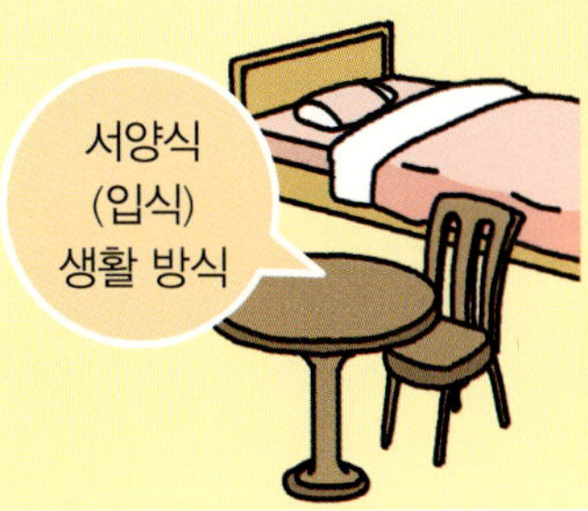

- 침대와 의자를 사용한다.
- 양변기를 사용한다.
- 계단이나 복도의 손잡이를 잡는다.
- 천천히 걷는다.
- 장시간 계속해서 걷지 않는다.
- 무거운 물건을 들지 않는다.
- 아플 때는 지팡이를 사용한다.

주요 질환 8 변형성 측만증·변형성 후만증

나이가 들면서 등뼈가 휜다

노화에 따라 추간판과 추간관절이 약해지면 추체를 지탱하는 힘이 약해진다. 이 때문에 척추가 옆으로 휘는 것을 '변형성 측만증', 뒤로 볼록하게 구부러지는 것을 '변형성 후만증'이라고 한다. 합병되는 경우도 많아, 총칭하여 '성인 척추변형'이라고도 한다.

어린 시절부터 측만증이 진행되어 발병하는 경우와 성인이 되어 노화에 따른 변화로 발병하는 경우가 있다. 중장년 이후 여성에서 많이 보이며, 고령이 될수록 발병률이 증가한다.

측만증의 주요 증상은 등이나 허리가 아픈 것이다. 척추의 변형과 함께 척주관이 좁아져 척주관협착이 발생하거나 척추가 뒤틀려져 신경이 압박되면 다리의 저림이나 근력저하로 이어진다.

후만증은 고령자에서 많이 볼 수 있는, 이른바 허리가 굽은 상태를 말한다. 항상 허리를 앞으로 구부리고 있어 허리에 부담이 가해지고 통증이 발생한다. 심한 경우에는 위나 장을 압박하여 역류성 식도염이 유발되기도 한다.

측만증과 후만증 모두 굽은 정도가 클수록 균형이 나빠지고, 특히 장시간 같은 자세를 유지하는 것이 힘들어진다. 척추의 변형에 의해 특정 부위에 큰 부담이 가해져 근육이 피로해지게 된다.

치료로는 진통제를 투여하여 통증을 억제하고, 등과 배의 근육을 단련하는 체조를 실시한다. 보조기를 착용하는 것도 효과적이다.

변형이 크고 통증이 심하거나 신경증상을 보일 때는 '감압술'이나 '척추고정술', 만곡을 교정하는 '교정고정술' 등의 수술을 하기도 한다.

등뼈가 휘어 있어도, 특별한 증상이 없을 경우에는 적극적인 치료가 필요 없다.

용어해설

역류성 식도염 : 위액이나 소화중인 음식물이 식도로 역류하여 식도에 염증이 유발되는 질환. 주요 증상은 속쓰림, 가슴 통증, 신물이 올라오는 것 등이다.

변형성 측만증·변형성 후만증의 특징

나이가 들수록 등뼈를 지탱하는 힘이 약해진다

등뼈가 휘게 된다

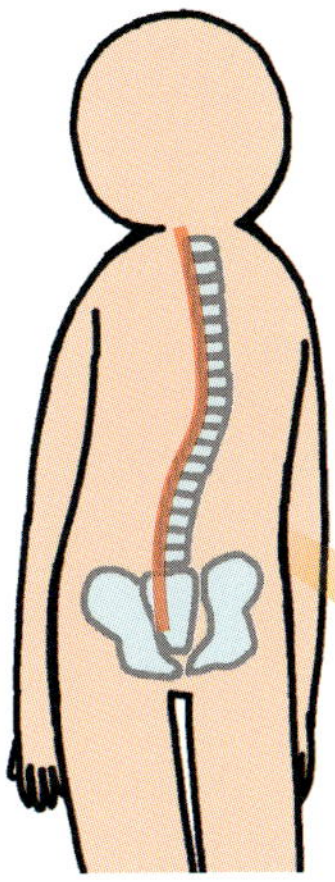

등뼈가 옆으로 휜다.

변형성 측만증

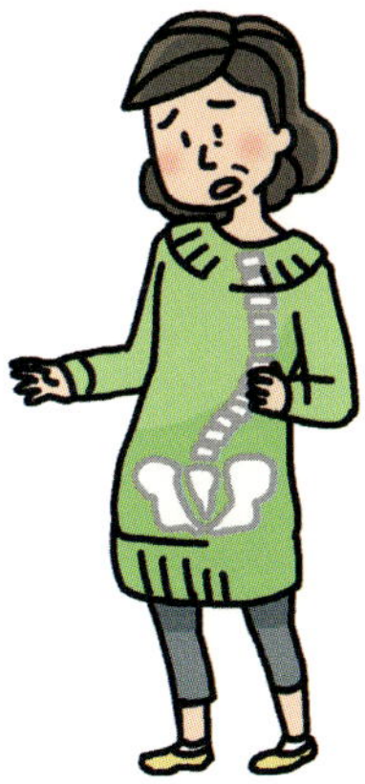

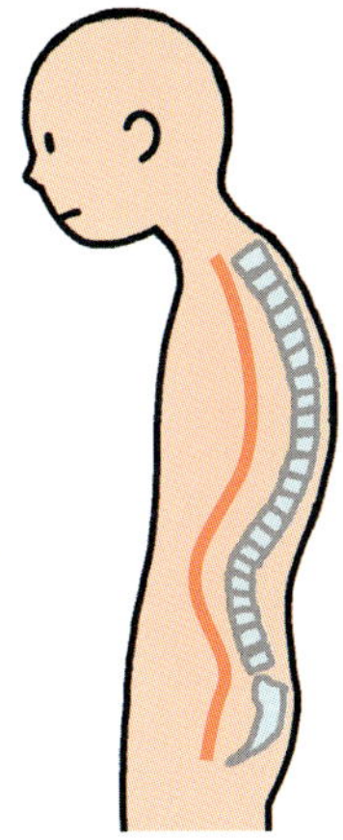

등뼈가 뒤로 볼록하게 휜다.

변형성 후만증

합병하는 경우가 많다.

성인 척추변형이라고 한다.

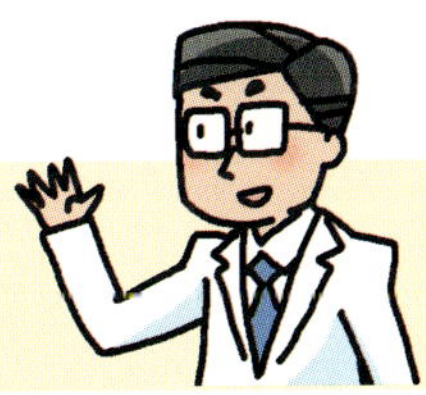

POINT 어린 시절부터 발병한 경우와
성인이 되어 서서히 발병하는 경우가 있다.

척추의 변형성 측만증과 변형성 후만증 치료법

보존적 치료

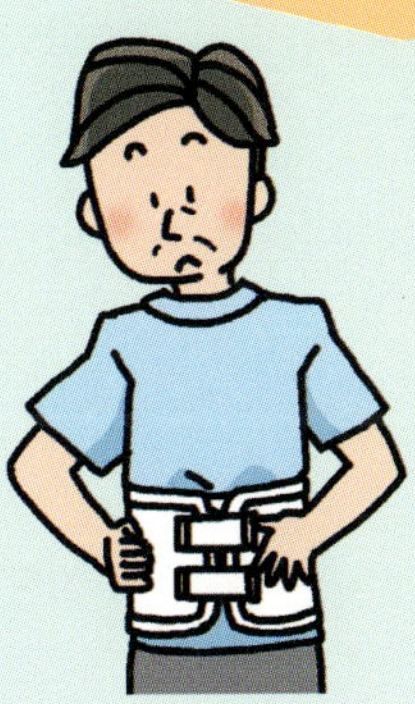

- 진통제로 통증을 억제한다.
- 배와 등 근육을 단련하는 체조를 한다.
- 보조기를 착용한다.

보존적 치료로 호전되지 않을 때

수술로 증상을 완화한다.

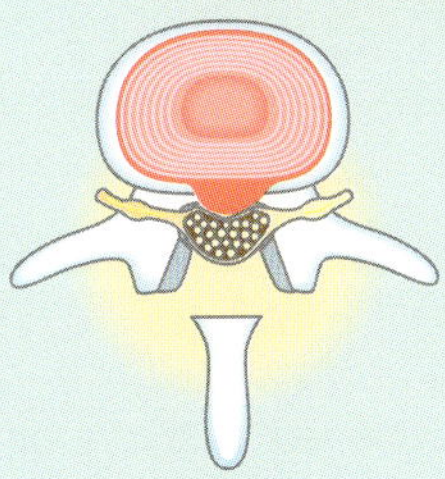

- 감압술

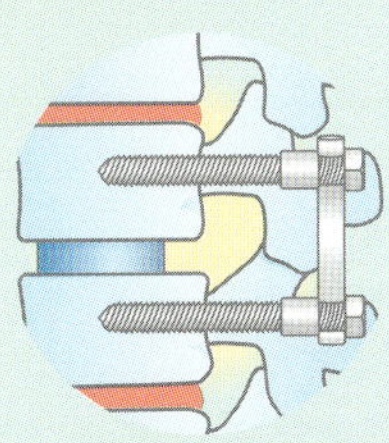

- 척추고정술

이런 질환도 요통을 일으킨다

변형성 척추전방전위증

척추전방전위증은 추궁의 피로골절에 의해 발생하지만, '변형성 척추전방전위증'의 주요 원인은 노화이다. 추간판이나 추간관절이 약해져, 요추가 불안정해지고 주로 앞으로 빠지게 된다. 중장년층 여성에게 많이 보이며, 앞으로 빠진 요추가 신경을 압박해 요통과 좌골신경통 및 요추 척주관협착증을 병발하는 대표적 질환이다. 약물치료나 보조기 착용, 온열요법 등을 시도하고, 증상이 개선되지 않으면 수술을 하기도 한다.

추간판 내장증

추간판은 항상 큰 부하를 받고 있기 때문에 척추 중에서도 가장 노화가 빨리 시작된다. 수핵의 수분량이 줄어 쿠션으로서의 기능이 저하되면, 주위의 인대나 근육, 관절에 부담이 가해진다. 또한, 수핵이 짓눌려 섬유륜에 균열이 생기기도 한다. 이러한 원인으로 요통이 유발되는 것이 추간판 내장증이다. 추간판탈출증이 발생하기 직전의 상태라고도 볼 수 있다. 이 단계에서는 평소 생활을 돌아보면 탈출증을 예방할 수 있다. 허리에 부담이 가는 자세를 피하고, 체조나 스트레칭을 해보자.

근근막성 요통증

격렬한 운동이나 중노동 등에 의해 허리 근육이 과도하게 긴장하거나 손상되어 염증이 유발되어 통증이 발생하는 것이다. 급성기의 증상으로는 근육이 찢어지는 근육 파열, 요추염좌, 근육통 등이 있다. 스트레칭이나 온열요법으로 허리나 등 근육의 긴장을 풀고, 피로가 쌓이지 않게 하는 것이 중요하다.

용어해설

근육 파열 : 운동 등을 할 때 근육에 급격한 힘이 가해져 근조직이 파열되는 것. 허벅지와 장딴지 근육에서 일어나기 쉽다.

요통을 일으키는 그 밖의 요인

추간판의 노화 과정

큰 부담이 가해지는 추골간은 노화에 따른 질환이 일어나기 쉽다.

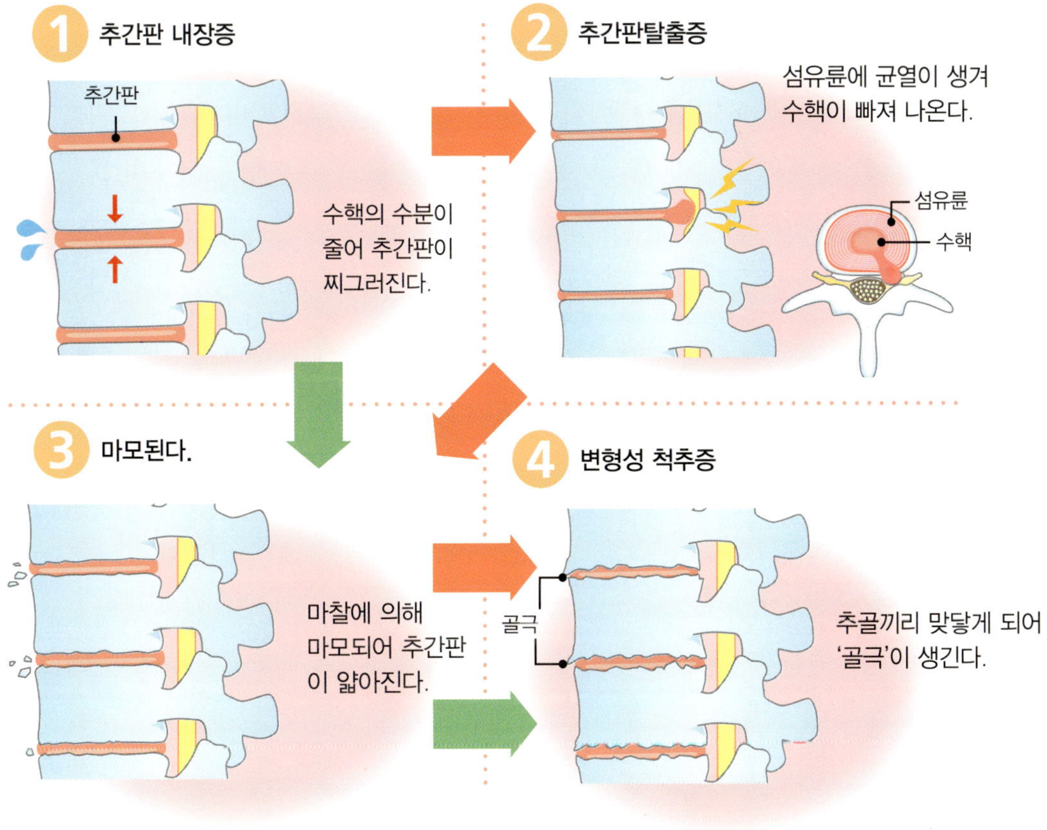

※ 2 를 거치지 않고 1 에서 3 으로 바로 진행되는 경우도 있다.

추간판 내장증의 주요 증상

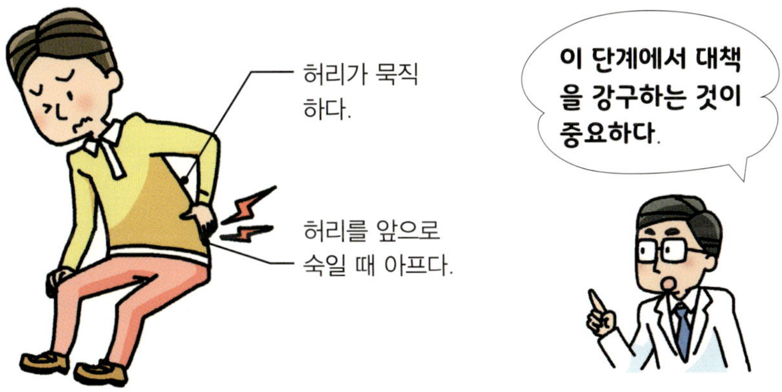

column

정형외과와 교정센터의 차이점은?

허리나 무릎이 아픈 경우 교정센터에 가는 사람들이 많다. 교정센터에서도 여러 가지 운동이나 교정을 통해 통증이 개선될 수 있기 때문이다. 이외에도 카이로프랙틱, 스포츠마사지, 안마 등 다양한 곳이 많이 있어 어디가 어떻게 다른지, 어디로 가야 좋은지 모르는 사람도 많다.

사실 이러한 시설에서 실행하는 작업은 치료가 아닌 보조적 수단(민간요법)이며 정형외과에서 실시하는 '의료 행위'와는 명확히 구분되어 있다.

그러므로, 질병에서 비롯된 통증이나 만성적 통증, 타박상이나 외상 등을 대상으로 대응할 수 없으며 건강보험도 적용되지 않는다.

또한, X선 등의 영상 검사를 이용한 진단을 내릴 수도 없다.

통증이 있는 경우 그 통증이 어디서 오는지, 어느 정도 조직이 손상되었는지 등을 명확하게 파악하고 치료해야 한다.

단순한 타박상이라고 생각했었는데 골절되었던 적도 있고, 통증의 뒤에 중대한 병이 숨어있기도 한다. 그것을 확인하려면 문진과 촉진, 영상 검사 등이 필수적이다.

우선은 정형외과에서 진료를 받아 통증의 원인을 찾아내는 것이 중요하다.

진료 후 정형외과에서 치료를 계속할 것인지, 민간요법을 도입할 것인지는 환자의 자기 책임으로 어느 하나를 선택할 수 있다.

용어해설

카이로프랙틱 : 골격의 뒤틀림이나 척추의 이상을 수기에 의해 조정하여 신경의 기능을 개선하는 치료법. 어깨결림, 요통, 고관절이나 무릎 통증에 효과적이다.

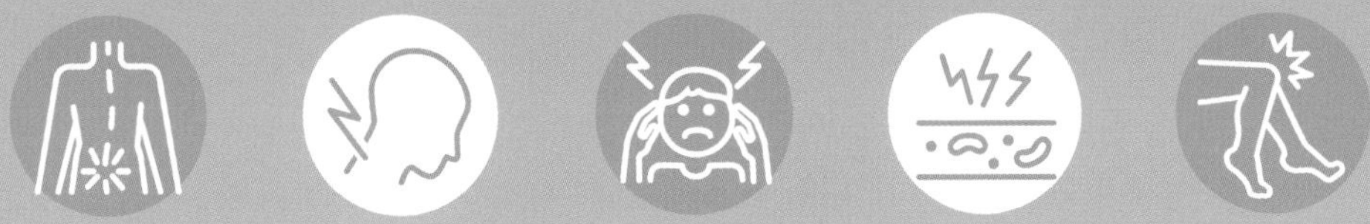

Chapter

3 무릎 통증의 원인과 증상

무릎도 허리와 마찬가지로 일상적으로 문제가 발생하기 쉬운 부위이다. 무릎이 아프면 걷기 힘들어져 일상생활에 지장을 주거나 생활습관병을 초래하기도 한다. 통증의 원인을 제대로 알고, 조기에 치료해보자.

무릎 통증의 원인은 4종류로 나뉜다

가장 많은 것은 변형성

무릎 통증의 원인은 크게 다음의 4종류로 나눌 수 있다. 노화에 따른 변형성 등 불가피한 것도 있지만, 평소 생활 속에서 개선할 수 있는 것도 있다. 이러한 원인이 복합되어 발생하기도 한다.

● 변형성

무릎 통증의 원인 중 가장 많이 볼 수 있다. 무릎에는 체중의 몇 배에 달하는 부하가 가해지므로, 나이가 들수록 관절연골이 닳고 인대나 근육이 약해지게 된다. '변형성 무릎관절증'과 '특발성 골괴사'는 무릎조직의 노화와 변형성으로 발생하는 대표적인 질환이다.

● 다른 질환이나 다리의 변형

'류마티스 관절염'과 '통풍' 등 염증으로 무릎에 통증이 발생할 수 있다. 뼈에 종양이 생겨 통증을 유발하기도 한다. 또한, 요통과 변형성 고관절증, ×자 다리, ㅇ자 다리, 편평족(평발), 외반무지 등은 몸의 하중 균형을 무너뜨려, 무릎에 부담을 주고 통증을 유발할 수 있다.

● 외상

운동이나 사고에 의해 무릎 부상의 후유증으로 통증이 발생할 수 있다. 원인으로는 '반월판 손상', '인대 손상', '골절' 등에 의한 불안정성과 변형이 있다.

● 무릎의 과사용이나 과도한 부담

특별한 질환이나 외상이 없어도 일상생활에서 무릎을 혹사시키는 사람은 무릎에 부담이 커지고, 통증이 발생하기 쉽다. 격렬한 운동을 하는 사람, 무거운 물건을 옮기는 일을 하는 사람, 항상 하이힐을 신는 사람, 비만이거나 무릎 꿇는 일이 많은 사람 등은 주의가 필요하다.

용어해설

외반무지 : 발의 아치가 무너져 엄지발가락이 새끼발가락 쪽으로 '<'처럼 구부러진 질환. 신발을 신으면 그 튀어나온 부분이 닿아 통증이 유발된다.

무릎 통증의 주요 원인

무릎이 아픈 원인은 다음의 4가지로 분류되며,
복합적으로 작용하기도 한다.

변형성

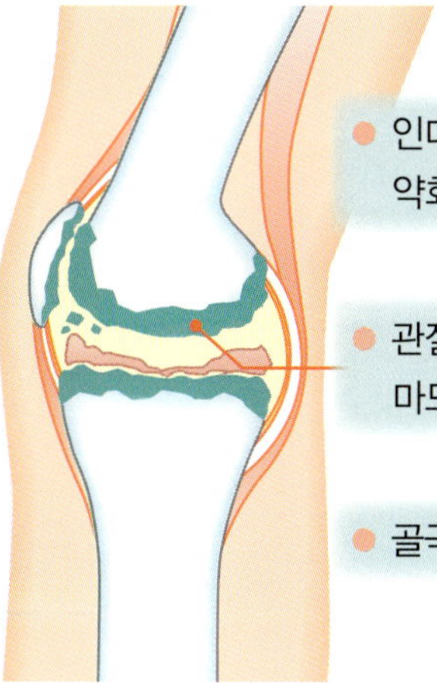

- 인대나 근육의 약화
- 관절연골의 마모
- 골극 형성

다른 질환이나 다리의 변형

- 류마티스 관절염
- 통풍
- 요통
- 변형성 고관절증
- ×자 다리, ○자 다리

외상

- 반월판 손상
- 인대 손상
- 골절

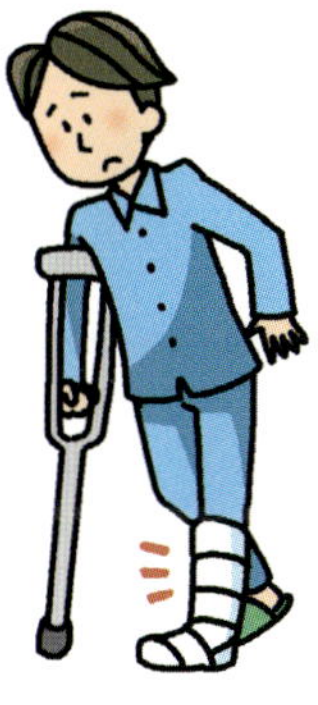

무릎의 과사용이나 과도한 부담

- 격렬한 운동
- 중노동
- 비만

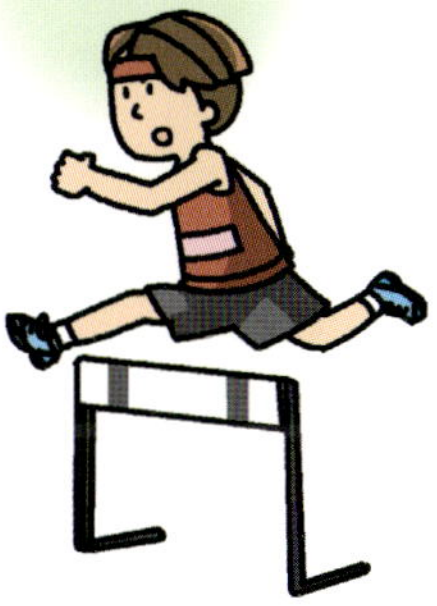

무릎 통증이 발생하는 기전을 알아보자

무릎 통증이 발생하는 구조

무릎 통증의 대부분은 관절연골의 마모로 염증이 유발되어 발생한다. 그러면 어떤 구조로 염증이 발생하는 것일까.

무릎관절의 대퇴골과 경골은 관절연골에 의해 보호받는다. 그런데 관절연골은 무릎의 질환이나 외상, 노화 등으로 서서히 마모되고, 파편이 떨어져 나오게 된다.

이 파편이 무릎관절을 싸고 있는 관절낭 안쪽에 있는 활막을 자극한다. 그러면 자극에 의해 면역세포를 포함한 관절액이 대량으로 분비된다.

이는 몸의 방어반응 중 하나로, 이때 화학전달물질이나 사이토카인과 같은 단백질이 방출된다. 이러한 물질과 면역세포의 작용으로 종창(붓기)이나 발열, 통증 등이 유발되는 것이다. 이 상태가 염증이다.

무릎이 붓는 것은 과도하게 분비된 관절액이 바로 흡수되지 못해 고이기 때문이다. 이를 '관절수종'이라고 하며, 이른바 '무릎에 물이 찼다'고 하는 상태이다.

관절수종은 스스로 체크할 수 있다. 한 손으로 무릎 앞쪽의 윗부분을 누르며 다른 손으로 무릎뼈를 가볍게 누른다. 이때 무릎뼈가 떠있는 느낌이 든다면 물이 고여 염증이 발생했다고 볼 수 있다.

염증에 의해 통증이 발생하면, 주위의 종창에 의해 혈액순환이 나빠진다. 이 때문에 관절낭 내의 노폐물 배출이 지연되고, 점점 염증이 악화되는 악순환에 빠진다. 따라서 염증의 징조가 보이면 방치하지 말고 조기에 진료를 받아 염증의 악순환을 끊는 치료를 시작하자.

용어해설

면역세포 : 면역에 관여하는 세포의 총칭. 바이러스나 세균, 암세포 등을 공격하여 파괴한다. 백혈구와 비슷한 림프구, 대식세포(macrophage), 수상세포 등이 있다.

무릎관절에 염증이 생기는 구조

1 관절연골이 닳고, 벗겨져 파편이 떨어진다.

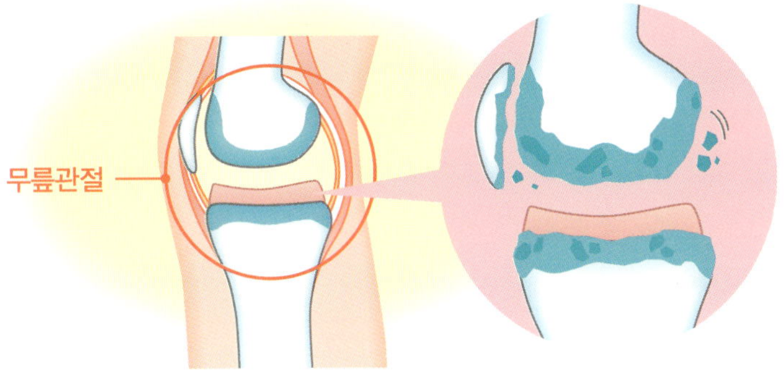

2 파편이 활막을 자극한다.

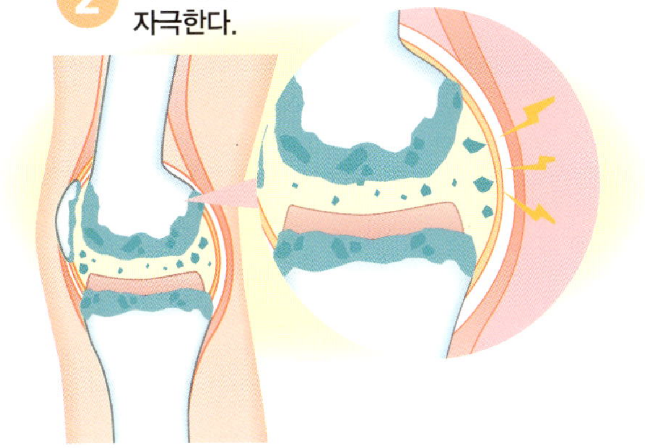

3 면역세포, 화학전달물질, 사이토카인 등이 작용하여 종창이나 발열, 통증을 유발한다.

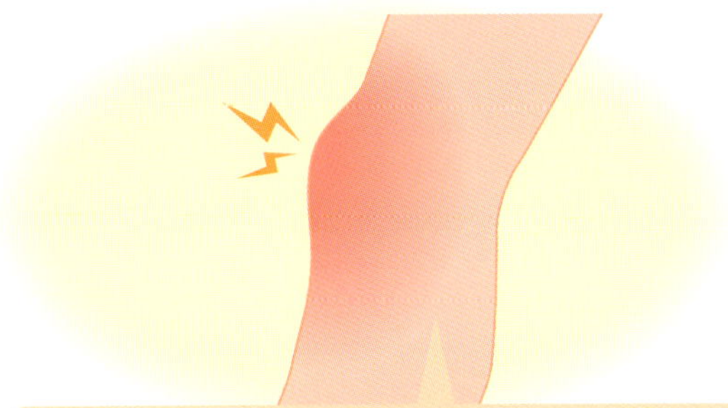

관절수종 ▶ 「물이 차게」 된다.

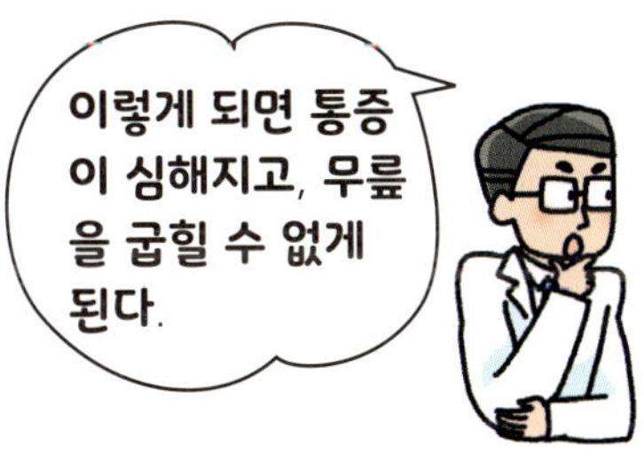
이렇게 되면 통증이 심해지고, 무릎을 굽힐 수 없게 된다.

체크하자

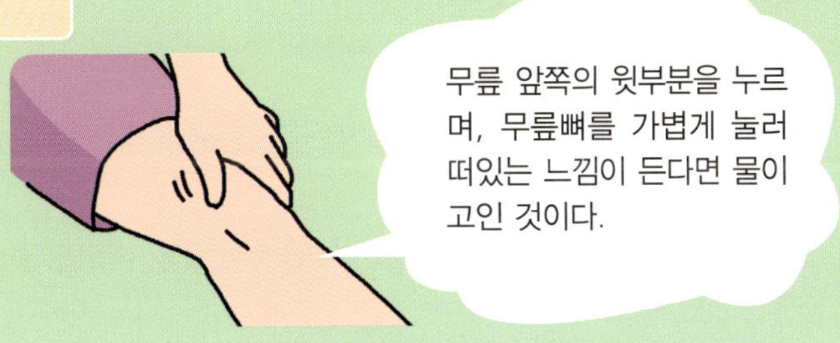
무릎 앞쪽의 윗부분을 누르며, 무릎뼈를 가볍게 눌러 떠있는 느낌이 든다면 물이 고인 것이다.

무릎 통증의 성별·연령별 특징

무릎 통증을 호소하는 사람은 40대 전후부터 급증하여 남성보다 여성에서 흔한 특징이 있다.

그 이유는 확실하지 않지만, 여성 쪽이 근력이 약하고, 굽이 높은 신발을 신어 외반무지가 많고, 가사나 육아로 쭈그리고 있는 동작이 많으며, 호르몬 영향 등이 관련이 있을 것으로 보고 있다. 특히 50대 이상이 되면 '변형성 무릎관절증'으로 고생하는 사람들이 늘어나게 된다.

무릎 통증이 중장년 여성의 삶의 질을 저하시키는 것은 틀림없는 사실이다.

한편, '통풍'에 의한 무릎 통증은 남성에서 많은 것이 특징이다. 통풍 환자의 90% 이상은 남성으로, 40세 전후의 한창 일할 나이에 발병하기 쉽다.

또한, 남녀 모두 운동이 부족한 사람은 무릎 통증이 많다고 한다. 사실 무릎의 관절연골에는 혈관이 없어 관절액을 매개로 영양을 흡수한다. 무릎을 너무 움직이지 않으면 관절액의 순환이 악화되어 관절연골에 충분히 영양이 전달되지 못한다. 따라서 관절연골이 약화되기 쉬운 것이다. 게다가 운동 부족에 의해 근력이 저하되거나 관절이 굳게 된다.

더 큰 문제는 운동 부족으로 체중이 늘게 되는 것이다. 말할 필요도 없이 비만은 무릎 통증은 주범이다. 중장년부터 무릎 통증을 호소하는 사람이 증가하는 것은 남녀 모두 이 시기부터 살이 찌기 시작하는 사람이 늘기 때문이라고도 볼 수 있다.

무릎 통증과 비만을 예방하기 위해서는 적당한 운동이 필요하지만 너무 무리하는 것은 금물이다. 무릎관절에 과도한 부담을 주게 되기 때문이다. 20세 전후의 젊은 층의 무릎 통증 대부분은 과도한 운동이나 부상에 의한 것이다.

너무 격렬한 운동을 피하고, 운동 전후에 스트레칭이나 유연성 체조를 꾸준히 하여 부상을 예방하도록 하자.

용어해설

통풍 : 요산이 체내에 쌓여 결정화되어 발가락이나 발목, 무릎 등에 발생하는 급성 관절염. 발작 시에는 심한 통증이나 부종, 발적, 열감 등이 있다.

무릎 통증이 발생하기 쉬운 사람의 특징

관절통을 호소하는 연령별 비율

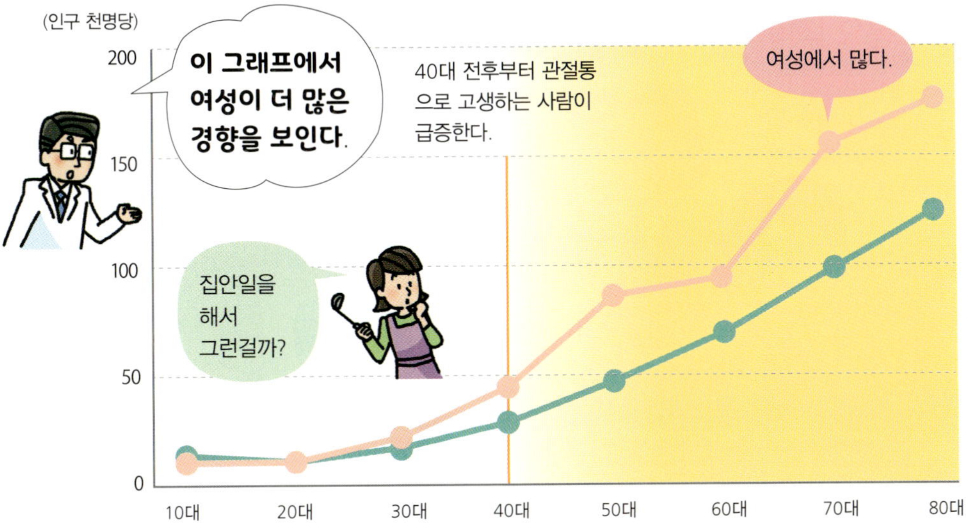
(인구 천명당)
200
150
100
50
0
10대
20대
30대
40대
50대
60대
70대
80대
이 그래프에서 여성이 더 많은 경향을 보인다.
40대 전후부터 관절통으로 고생하는 사람이 급증한다.
여성에서 많다.
집안일을 해서 그런걸까?

*『2013년 일본 후생노동성 국민생활기초조사』

연령별 무릎 통증의 유형

10~20대	20~40대	50대 이상
과도한 운동에 의한 무릎 통증	통풍 등 다른 질환에 의한 무릎 통증	무릎관절의 변형에 의한 무릎 통증

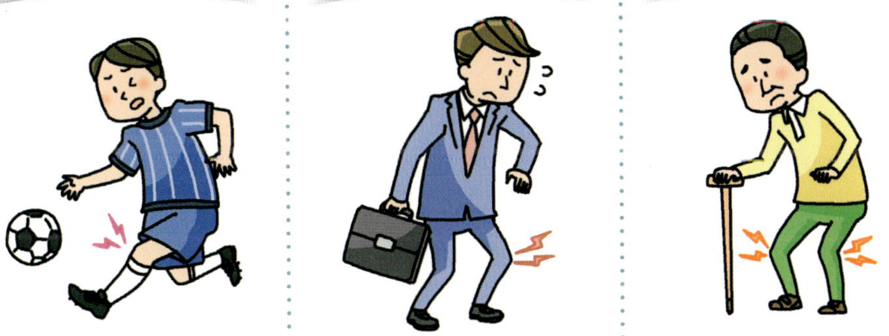

POINT 무릎이 아프면 운동 부족으로 이어지고,
비만화가 되어 버린다. 그리고 더욱 무릎이 아프게…
적당한 운동을 추천한다!!

주요 질환 ❶ 변형성 무릎관절증

자립적 생활을 못 하게 되는 요인 중 하나

'변형성 무릎관절증'은 대표적인 무릎 통증의 질환으로 무릎 통증 전체의 약 절반을 차지한다고 알려져 있다.

2007년에 일본 정형외과학회가 제창한 '로코모티브 신드롬(로코모)'의 원인 질환으로서도 큰 비중을 차지하고 있다.

로코모는 뼈나 관절, 연골, 추간판, 근육 등의 근골격계 전반의 장애를 나타내는 병태로, '서기', '걷기'와 같은 기능이 저하된 상태를 말한다.

그 원인이 되는 3대 질환 중 하나가 변형성 무릎관절증이다. 그 밖에 변형성 척추증, 골다공증이 로코모에 깊이 관여하고 있다. 이러한 질환은 복합적으로 발생하기 쉽고, 와병(bedridden) 생활로 이어질 위험이 높아진다.

실제로 간병과 지원이 필요한 상태가 되는 원인을 조사해보면, 골절, 낙상이 전체의 약 12%, 관절 질환이 약 11%로 되어 있다(『일본 후생노동성 2013년 국민생활 기초조사』). 즉 4~5명 중 한명이 이러한 질환에 의해 자립적인 생활을 방해받은 셈이다.

또한, 2005년부터 시작된 도쿄대학 의학부 22세기 의료센터의 대규모 역학조사(ROAD 프로젝트)에 따르면 X선 검사 결과, 50세 이상에서는 변형성 무릎관절증에 걸린 사람은 추정 2,400만명(남성 840만명, 여성 1,560만명). 통증이 수반된 환자는 820만명(남성 210만명, 여성 610만명)으로 추정되고 있다.

여성이 남성의 2~3배이며, 나이가 들수록 증가한다.

무릎 통증은 흔한 증상이지만 심각한 상태를 초래할 수도 있다. 가볍게 여기지 말고, 초기에 적절한 치료를 받는 것이 중요하다.

용어해설

역학조사 : 어느 지역이나 집단을 대상으로 질병의 원인으로 의심되는 요인을 설정하여 그 요인이 질병을 유발할 가능성이 어느 정도인지 통계적으로 조사하는 방법

무릎 통증의 약 절반을 차지하는 변형성 무릎관절증

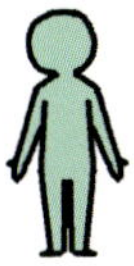 '서기' 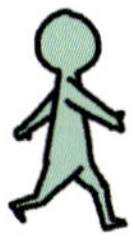 '걷기' 기능이 저하되면...

장차 간병이 필요할 위험이 커진다!

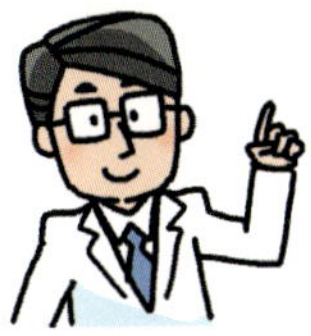

가장 큰 원인 중 하나가
'변형성 무릎관절증'

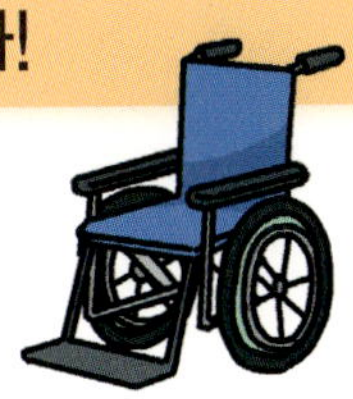

변형성 무릎관절증의 유병률

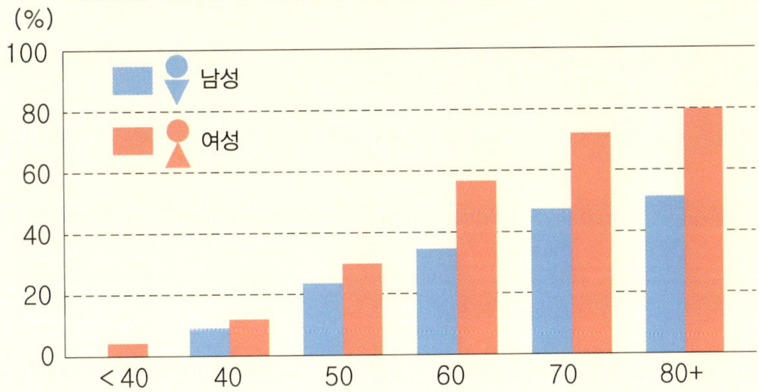

※『CLINICAL CALCIUM』 2009:19(11);1572-1577. Yoshimura Noriko

> ! 무릎 통증이 경미해도 가볍게 여기지 말고, 위화감을 느끼면 바로 병원으로...

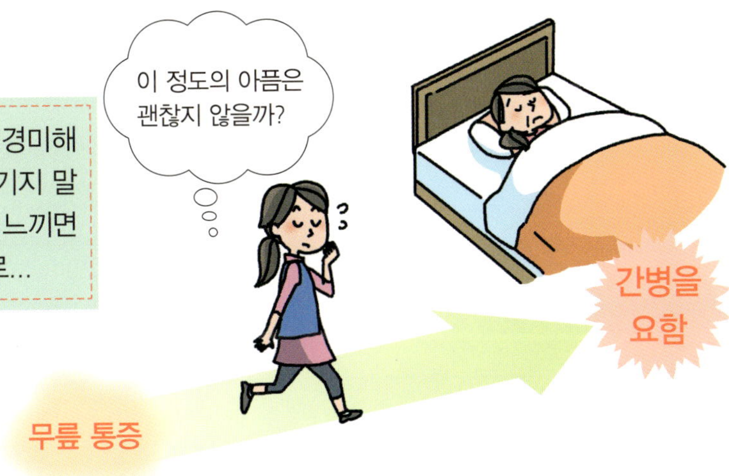
이 정도의 아픔은
괜찮지 않을까?
간병을
요함
무릎 통증

변형성 무릎관절증의 진행 과정

변형성 무릎관절증은 무릎관절의 관절연골이 마모되어, 관절낭의 활막이 염증을 유발하여 통증이 발생하게 된다.

원인의 대부분은 노화에 의해 무릎 관절연골의 약화지만 비만이나 무릎의 혹사, 과거의 부상, 류마티스 관절염, 통풍 등이 관련하기도 한다.

초기에는 일어날 때나 걷기 시작할 때 위화감이나 경직이 느껴지는 정도이다. 무릎을 크게 굽히고 펼 때 가벼운 통증이 발생하기도 한다. 이때 관절연골은 약해지기 시작하고, 작은 상처가 생겨 보풀이 일어난 것 같은 상태가 된다. 그러나 뚜렷한 통증이 없기 때문에 이 단계에서는 대수롭지 않게 여기고 방치하는 경우가 대부분이다.

진행됨에 따라 점점 관절연골이 닳고, 관절의 간격이 좁아지게 된다. 이러한 변형성 대한 반응으로 골극이 생기기 시작한다.

또한, 일어서거나 걷고, 계단을 오르내리는 등 움직일 때마다 뚜렷한 통증을 느끼게 된다. 특히 무릎을 굽히고 펼 때 통증이 심해지고, 다시 통증이 없어질 때까지 시간이 걸리게 된다.

점점 무릎의 움직임에도 제한이 생긴다. 관절의 움직임이 나빠지는 상태를 '구축'이라고 한다. 구축이 생긴 무릎을 무리하게 움직이려고 하면 심한 통증이 발생하기 때문에 움직임이 제한되어 구축이 더욱 진행되는 악순환에 빠진다.

진행됨에 따라 관절연골이 마모되고, 뼈가 드러나게 된다. 연골의 쿠션 기능이 소실된 상태에서는 작은 움직임이나, 심지어 가만히 있어도 아프게 된다. 지팡이나 손잡이 없이는 이동할 수 없게 되는 등 생활에도 지장을 주게 된다.

용어해설

비만 : 체지방이 지나치게 축적된 상태를 말하며, 남성에서는 체지방률이 25% 이상, 여성에서는 30% 이상을 '비만'이라고 한다. 당뇨병과 고혈압, 고지혈증 등의 원인이 된다.

변형성 무릎관절증의 진행

초기

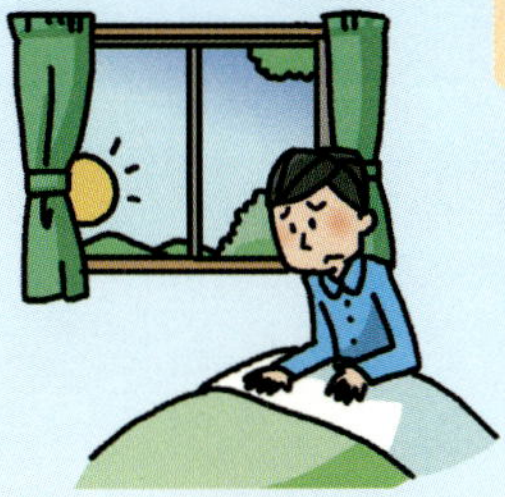

일어날 때나 움직이려고 할 때 위화감과 경직이 있다.

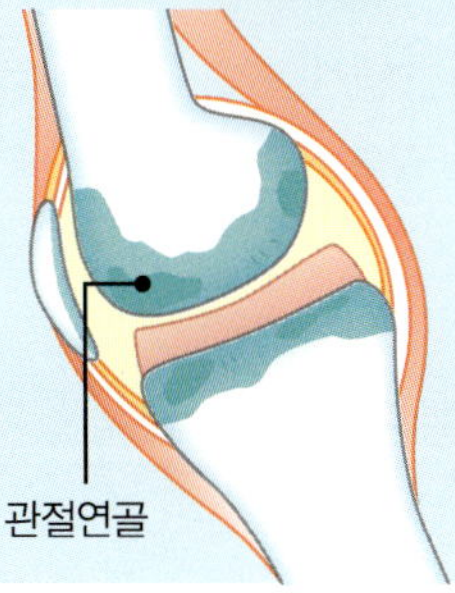

관절연골이 닳기 시작하여 표면에는 상처가 나고, 보풀이 난듯한(까진) 상태가 된다.

서서히

중기

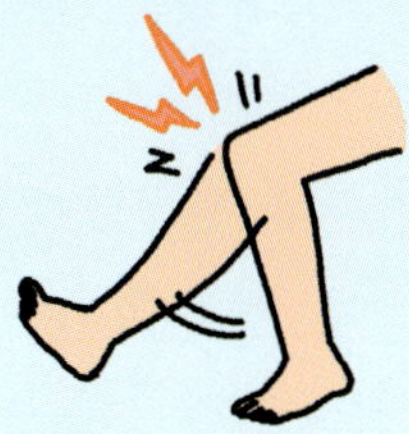

움직일 때마다 무릎이 아프다.

특히 무릎을 굽히고 펼 때 아프다.

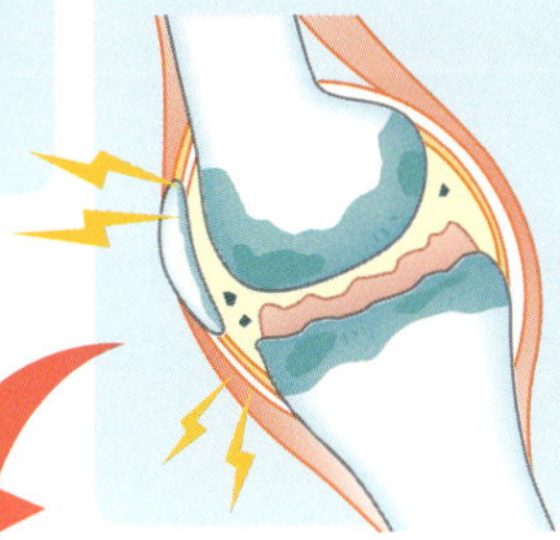

관절연골이 더욱 마모되어 간격이 좁아진다. 골극이 생기기 시작한다.

움직일 수 없게 된다.

말기

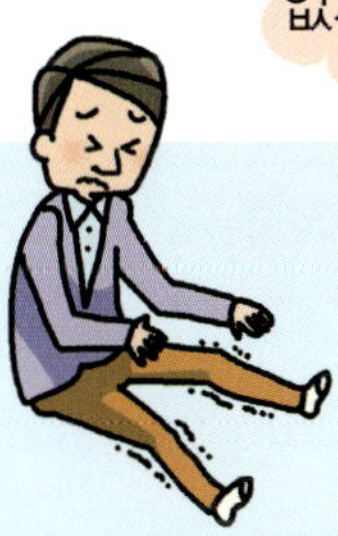

안정상태에서도 통증과 구축이 진행되어 무릎을 굽히고 펼 수 없게 된다.

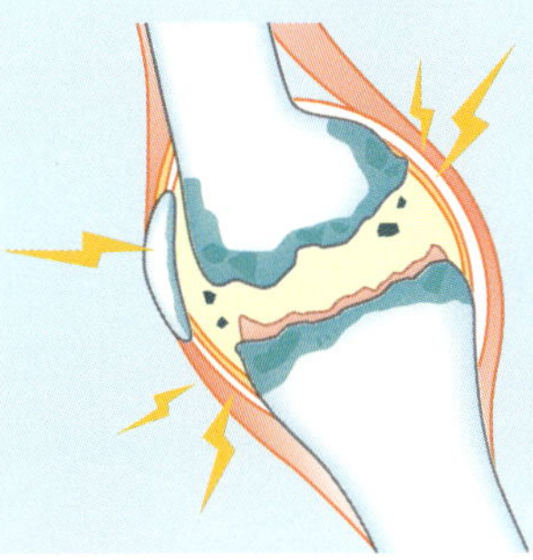

관절연골이 거의 다 마모되어 뼈가 드러나고, 골극이 형성된다.
관절의 맞물림이 완전히 어긋나게 된다.

- 지팡이나 손잡이 없이는 걸을 수 없다.
- 외출할 수 없다
- 스트레스가 쌓이거나 우울증이 생길수도 있다.
- 와병 상태가 되기도 한다.

POINT 말기가 되면 일상생활에 지장을 초래하기도...

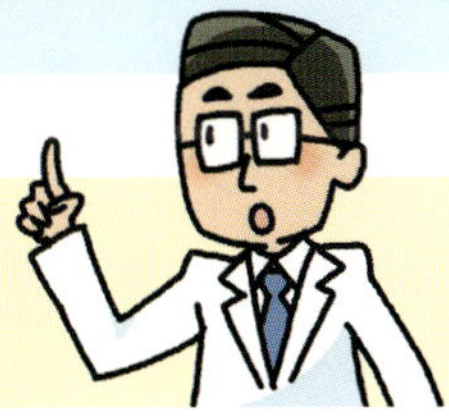

변형성 무릎관절증의 치료

변형성 무릎관절증이 의심되는 경우에는 문진과 시진, 촉진 등을 실시하고, 무릎의 경직이나 붓기, 변형 정도, 통증 부위 등을 신중하게 검사한다.

또한, X선 검사나 MRI 검사 등의 영상 검사를 통해 뼈와 뼈 사이의 간격, 관절연골, 반월판, 인대, 관절액, 뼈의 변형 상태를 확인한다.

그 밖에, 류마티스 관절염이나 통풍 등의 질환이 있는지 알아보기 위해 혈액검사와 관절액검사를 시행하기도 한다.

변형성 무릎관절증의 치료 시작은 운동치료와 약물치료 등의 보존적 치료(수술하지 않는 치료방법)이다. 상처 난 연골을 원래 상태로 되돌릴 수 없기 때문에 치료의 목표는 염증을 완화시켜 통증을 억제하고 일상생활에 지장이 생기지 않도록 하는 것이다.

운동치료에서는 근력운동과 스트레칭을 실시하여 무릎에 고인 물의 배출을 촉진해 통증을 완화시킨다. 특히 허벅지 앞면, 대퇴사두근의 근력운동이 중요한데, 보행을 안정시켜 통증을 경감하는 효과가 있기 때문이다.

통증이 있을 때는 관절 내의 염증을 억제하는 소염진통제를 투여한다.

또한, 마모된 연골을 보호하고, 미끄러짐을 원활하게 하는 히알루론산이나 극심한 통증에 즉시 효과가 있는 스테로이드제 등을 주사하기도 한다.

그 밖에 원적외선이나 레이저, 전기 등으로 환부를 따뜻하게 하는 온열요법은 만성 통증을 완화시키는 효과가 있다.

또한, 무릎을 안정시키고, 다리의 변형을 교정하기 위해 보조기나 깔창을 착용하기도 한다.

이러한 보존적 치료에도 효과가 없을 경우에는 수술을 검토한다. 주요 수술법에는 ‘고위 경골 절골술(high tibial osteotomy)’, ‘관절경하 곽청술’, ‘인공관절치환술(total joint replacement)’ 등이 있다.

용어해설

깔창 : 발바닥에 대는 보조기. 보통 신발에 넣어 사용한다. 깔창을 사용하면 체중을 균형 있게 받칠 수 있어 무릎에 부담이 감소된다.

변형성 무릎관절증의 치료

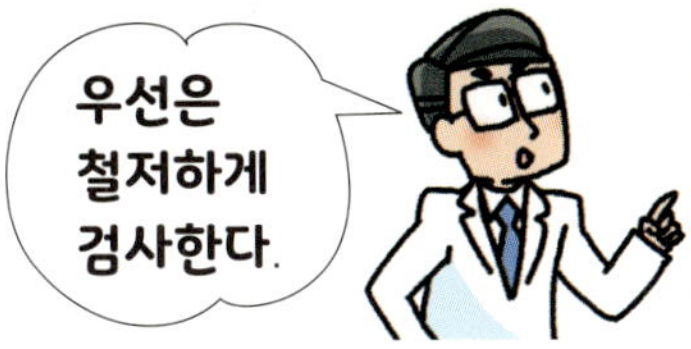

- 문진, 시진, 촉진
- X선, MRI 검사 등의 영상검사
- 혈액검사, 관절액검사

치료 방침을 정하기 위해서!

치료 시작

초기

보존적 치료(수술하지 않는 치료방법)를 시행한다.

- 운동치료
- 일상생활 개선

진행기 이후

보존적 치료를 시행한다.

- 운동치료
- 일상생활 개선
- 약물치료(통증이 있을 때)
- 온열요법

효과 있음 → **보존적 치료를 지속**

효과 없음 → **수술을 검토**

- 고위 경골 절골술
- 관절경하 곽청술
- 인공관절치환술

주요 질환 ❷ 류마티스 관절염

면역 시스템의 오작동으로 발생

무릎 통증을 유발하는 원인 질환으로 변형성 무릎관절증 외에 '류마티스 관절염(rheumatoid arthritis)'이 있다. 류마티스 관절염은 면역 시스템의 오작동에 의해 관절염이 발생한다.

정상적으로는 외부에서 유해한 물질이 침입했을 때 작용해야 할 면역 시스템이 자신의 정상적인 세포를 적으로 착각하고, 공격하기 위해 관절의 활막에 자가항체 반응을 일으켜 염증과 통증을 유발한다.

이러한 오작동이 발생한 원인에 대해서는 바이러스감염, 스트레스, 과로, 흡연, 유전자 등 여러 가설이 있지만 아직 명확하지는 않다.

일본에서는 약 70만명의 류마티스 관절염 환자가 있다고 한다. 여성에서 많아 남성의 약 4배에 이른다. 이러한 점은 변형성 무릎관절증과 비슷하다. 그러나 변형성 무릎관절증이 50대 이상에서 많은 것에 비해, 류마티스 관절염은 30~50대에 발병이 많으며, 40대에 가장 많다.

따라서 비교적 젊은 여성에서 무릎 통증이 발생한 경우에는 류마티스 관절염의 가능성이 있다.

그리고 류마티스 관절염은 무릎 뿐 아니라, 손/발가락이나 경추, 어깨, 팔꿈치, 고관절 등 전신의 관절에 영향을 미친다. 좌우 모두에 발생하는 경향이 있어, 무릎이면 양 무릎이 아플 것이다. 이 역시 변형성 무릎관절증과는 다른 점이다.

또한, 변형성 무릎관절증은 무릎을 움직일 때 아프지만, 류마티스 관절염은 가만히 있어도 통증을 호소한다.

류마티스 관절염은 진행하면 변형이 강해지고, 조직이 파괴되어 버린다. 하루빨리 진료를 받아야 한다.

용어해설

염증 : 외상이나 세균의 침입 등 유해한 자극을 받았을 때 발생하는 생체의 자연스러운 방어반응. 충혈이나 붓기, 열, 통증 등의 증상이 나타난다.

류마티스 관절염의 특징

본래는 자신의 몸을 지키기 위한 면역 시스템...

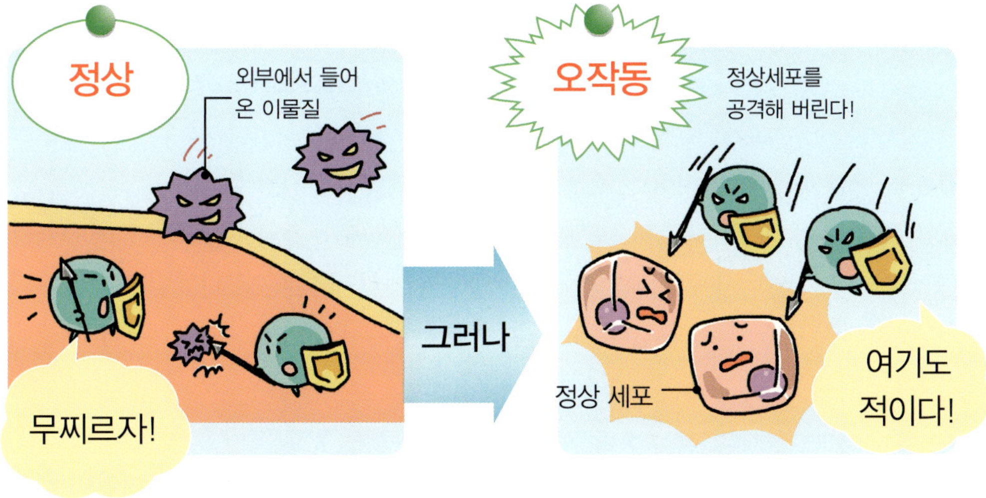

자신의 세포를 공격하여 관절의 활막에 염증을 일으킨다!

류마티스 관절염이 발생하기 쉬운 부위

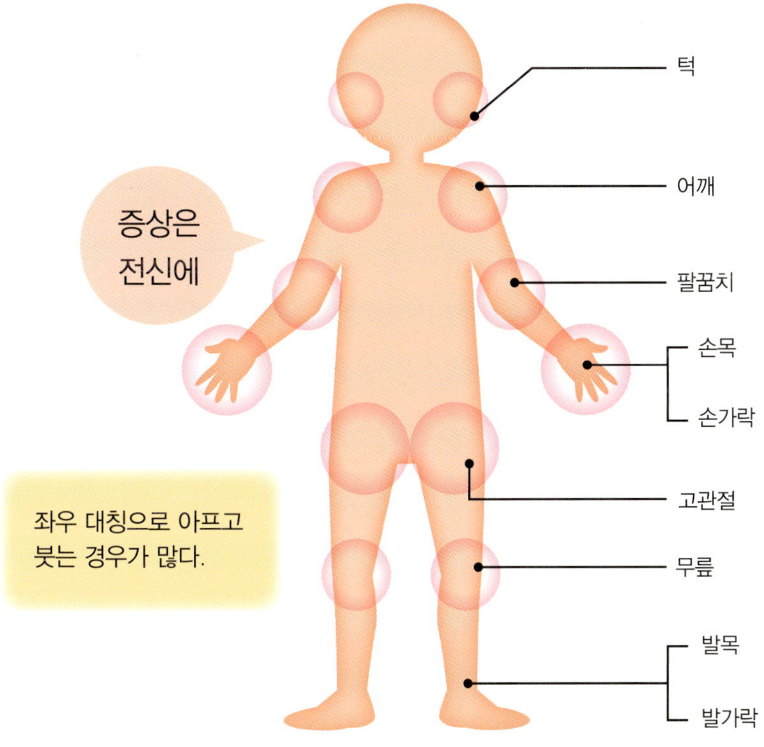

류마티스 관절염의 진행 과정

류마티스 관절염은 초기에는 발견하기 힘들어, 이미 상당히 진행되어서야 알게 되는 경우도 많다. 뭔가 이상하다고 느껴질 때 진료를 받는 것이 악화를 막는 포인트다. 류마티스 관절염은 대체로 다음과 같은 과정으로 진행된다.

초기 증상은 대부분 손가락이나 손목의 뻣뻣함이다. 특히 아침에 일어날 때 위화감이 느껴진다. 식욕부진이나 권태감, 미열 등의 전신 증상도 수반된다. 그러나 이것들은 흔한 증상이고, 손가락이 뻣뻣한 것은 움직이다 보면 자연스럽게 사라지기 때문에 대수롭지 않게 생각하기 쉽다. 이러는 동안 관절이 붓고, 통증이 발생한다. 처음에 통증이 나타나기 쉬운 부위는 손가락의 근위부(손바닥과 손가락이 붙어있는 부위)와 손가락 끝에서 두 번째 관절이다. 좌우 양 손가락의 동일한 부위가 아프게 된다. 사람에 따라서는 무릎과 같이 큰 관절부터 시작되기도 한다.

진행됨에 따라 다른 관절에도 염증이 퍼져 나간다. 관절에서 열이 나고 부어 움직이면 통증이 발생한다. 이러한 증상은 특히 아침에 강하게 나타난다.

더욱 진행되면 염증 범위가 확대되어 무릎이나 팔꿈치, 어깨, 경추, 고관절, 발목 등 전신 관절에 증상이 나타나게 된다. 통증이 이곳저곳으로 이동하며 발생하기도 한다.

초기에는 활막의 염증뿐이지만, 차츰 뼈와 연골이 침범되어 조금씩 파괴된다. 류마티스 특유의 변형이 일어나거나 그대로 굳어 관절은 움직일 수 없게 되고, 안정 시에도 극심한 통증으로 움직이지 못하게 되기도 한다.

따라서 뼈와 연골이 파괴되기 전 단계에서 발견하고, 치료를 시작하는 것이 무엇보다 중요하다.

류마티스 관절염은 발병 후 2년 동안 급속히 진행된다고 한다. 아침에 일어났을 때 관절의 뻣뻣함이 느껴지면 빨리 진료를 받자.

용어해설

활막 : 관절을 형성하는 조직의 하나로, 관절낭 안쪽에 있는 막. 끊임없이 소량의 관절액을 분비하여 관절의 움직임을 원활하게 하는 기능이 있다.

류마티스 관절염의 증상

처음에 통증이 발생한 관절(복수 응답)

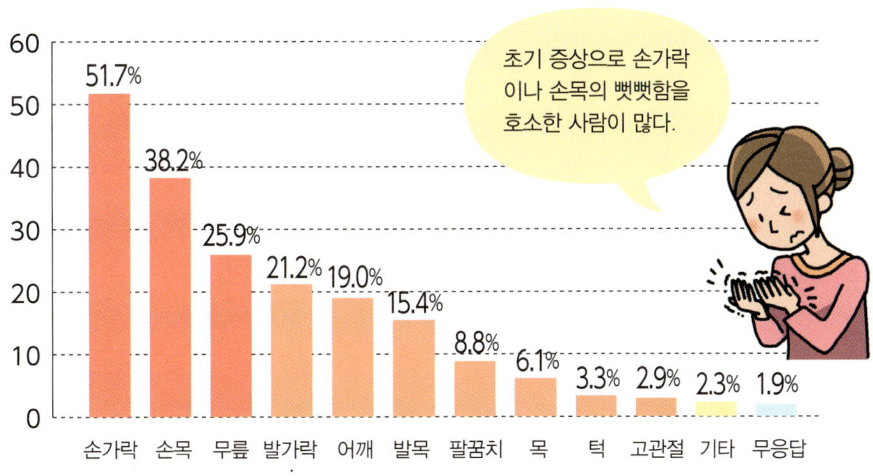

※『2010년 류마티스 백서』 (사)일본 류마티스환우회

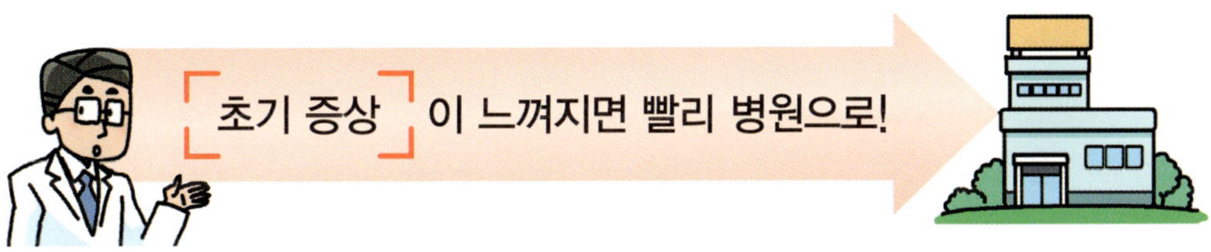

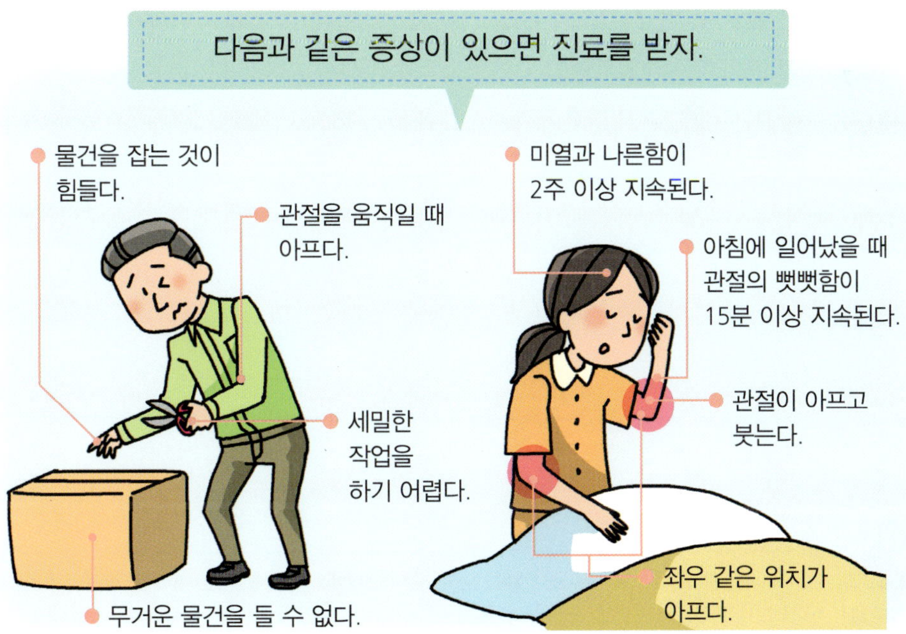

류마티스 관절염의 치료

류마티스 관절염의 치료는 통증과 염증을 억제하는 동시에 병의 원인인 면역 이상을 개선하여 질환 자체를 치료하는 것이 목표이다. 보존적 치료에는 약물치료, 운동치료, 보조기 등이 있다.

주로 사용되는 약물은 비스테로이드성 소염진통제(NSAIDs), 스테로이드제(부신피질호르몬제), 항류마티스제, 생물학적 제제이다.

비스테로이드성 소염진통제는 통증과 염증을 억제하기 위해 초기부터 말기까지 필요에 따라 사용된다. 이 약으로 통증이 억제되지 않는 경우 스테로이드제를 사용한다. 이 약에는 강력한 항염 작용이 있어 통증을 약화시키고, 면역을 억제하는 기능이 있다.

항류마티스제는 현재 약물치료의 중심이 되고 있는 약이다. 통증과 염증을 완화할 뿐만 아니라 면역 이상을 개선하여 관절과 뼈의 파괴를 중단시킨다. 단, 효과가 나타나기까지 수개월이 걸릴 수 있다.

생물학적 제제는 최근 등장한 신약으로 염증을 촉진하는 사이토카인의 작용을 억제하여, 염증과 뼈의 파괴를 막는다. 적절히 사용하면 매우 효과가 높고, 류마티스 관절염의 증상이 극적으로 개선되어 초기부터 사용하면 파괴된 뼈가 재생되기도 한다. 한편 면역력 저하 등의 부작용이 있고 매우 비싸다는 단점이 있다.

이러한 약물을 투여해 통증이 완화되면, 관절 기능이 저하되지 않도록 운동치료를 실시한다. 관절의 보호와 변형 방지를 위해 보조기를 착용하기도 한다.

증상이 심하여 보존적 치료로는 개선을 기대할 수 없을 경우에는 수술을 검토한다. 주요 수술에는 '활막절제술', '인공관절치환술', '관절고정술' 등이 있다.

류마티스 관절염은 전신성의 질환이므로, 수술 후에도 약물치료, 운동치료를 지속한다.

용어해설

사이토카인 : 면역세포에서 분비되는 단백질. 다른 세포에 정보를 전달하는 역할을 한다. 면역과 염증에 관여할 뿐만 아니라, 세포의 증식과 분화에도 작용한다.

류마티스 관절염의 치료

전신 질환이므로 복합적으로 치료를 지속해 나갈 필요가 있다.

보존적 치료

약물치료

통증과 염증을 억제하고, 면역 이상을 개선한다.

- 비스테로이드성 소염진통제 (NSAIDs)
- 스테로이드제 (부신피질호르몬제)
- 항류마티스제
- 생물학적 제제

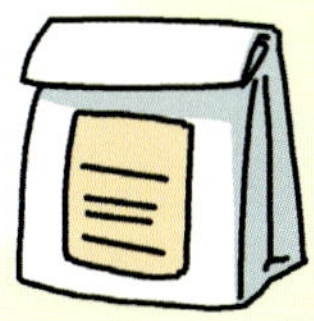

운동치료

관절의 기능 저하를 막기 위해 초기부터 시행한다.

- 적당한 운동
- 류마티스 체조

온열요법

환부를 따뜻하게 하여 혈액순환을 촉진하고 통증을 완화한다.

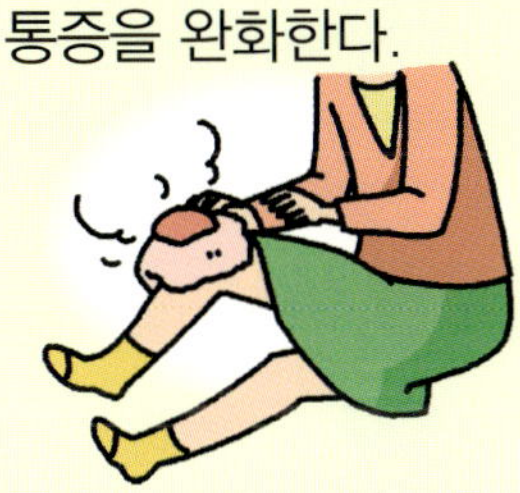

보조기

적절한 보조기를 착용하여 관절을 보호하고 변형을 막는다.

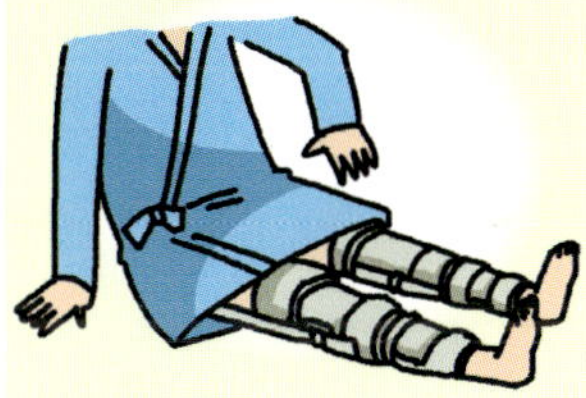

수술적 치료

변형을 복구하고, 관절의 기능을 회복시킨다.

- 활막절제술
- 인공관절치환술
- 관절고정술

이런 질환도 무릎 통증을 일으킨다

특발성 골괴사

대퇴골의 무릎관절면에 혈액순환장애가 발생해, 뼈의 일부분이 괴사되어 변형되는 것이다.
안쪽의 관절면에 발생하기 쉽고, 그 부위의 뼈가 무너져 내리면서 통증이 발생한다.
50세 이상의 여성에서 흔히 발견되는 질환이지만 원인은 확실하지 않다. 일어서거나 앉을 때 무릎이 아프고, 무릎을 움직일 때 삐걱삐걱 마찰음이 나는 등 변형성 무릎관절증과 공통점이 있다. 다른 점은 야간이나 잘 때에도 통증이 심하다는 것이다.
X선 검사나 MRI 검사의 특징적 소견에 따라 두 질환을 구별할 수 있다.
기본적으로 보존적 치료를 시행하지만 개선되지 않을 경우에는 수술적 치료를 선택한다.

반월판 손상

무릎에 무리한 힘이 가해져 반월판이 파열되는 것이다. 대부분은 운동 중 무릎이 비틀릴 때 발생하며 인대 손상을 동반하기도 한다.
무릎을 굽히고 펴기가 힘들고, 갑자기 힘이 풀리거나, 쭈그려 앉으면 무릎이 삐걱거리는 등의 증상이 있을 때는 '반월판 손상'이 의심된다.
우선 보존적 치료 후에 개선되지 않으면 반원팔 절제·봉합 등의 수술을 시행한다.

과도한 운동

너무 운동을 과도하게 하여 무릎을 손상시키는 경우가 많다. 특히 성장기의 10대에서는 문제가 발생하기 쉽기 때문에 주의해야 한다. 증상이 있을 때는 운동을 중단하고 적절한 치료를 받도록 하자.

용어해설
괴사 : 체내 일부 세포나 조직이 사멸하는 것. 주요 원인으로 혈액순환장애, 신경성 장애, 세균이나 바이러스의 감염, 독성물질의 작용, 물리적 파괴 등이 있다.

과도한 운동에 의해 생기는 주요 질환

전방십자인대 손상

무릎에 있는 4개의 인대 중 하나인 전방십자인대가 파열되거나 느슨해지는 것. 일단 손상을 받으면 낫기 어려운 특징이 있다. 방치되면 반월판이나 연골도 손상되어 뼈의 변형을 초래하므로 주의한다.

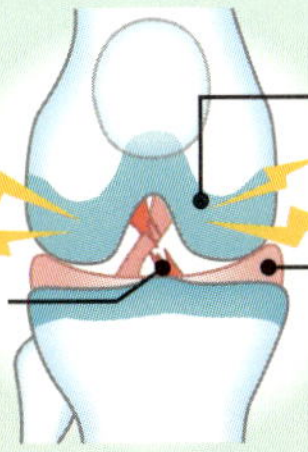

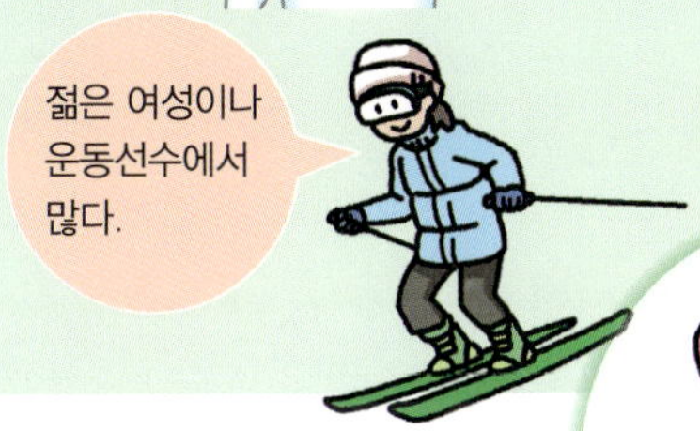

이단성 골연골염

청소년기에 반복된 압력을 받거나 외상을 당해 무릎관절면의 뼈가 괴사되고, 그 파편이 떨어져 나와 통증을 유발하는 것. 안정을 취하면 자연치유되는 경우가 많다.

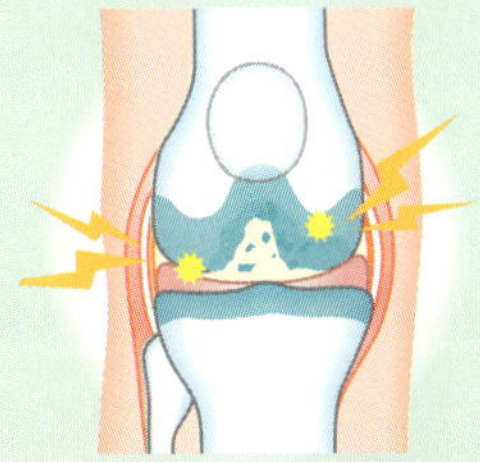

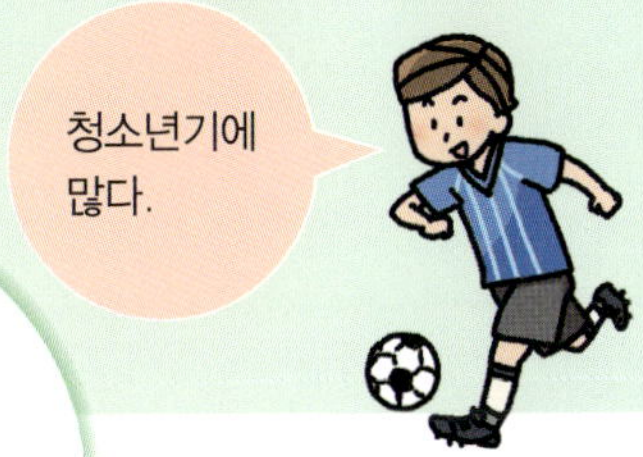

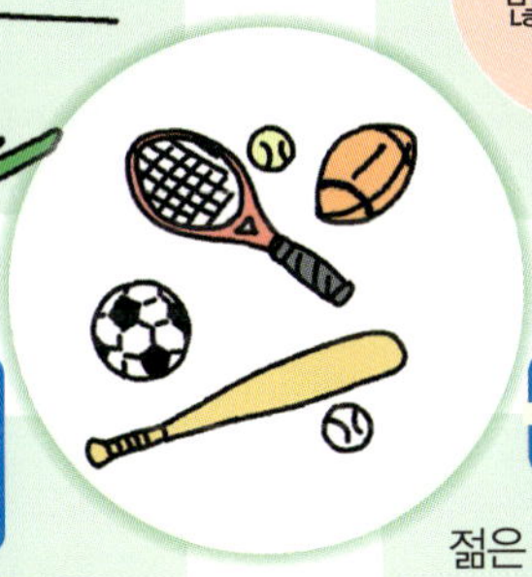

슬개인대염 (jumper' knee)

반복된 충격을 받아, 슬개골을 지지하는 슬개인대가 변형되거나 염증을 일으켜, 무릎에 통증이 발생하는 것. 점프를 많이 하는 운동에서 발생하기 쉬워 jumper's knee라고도 한다.

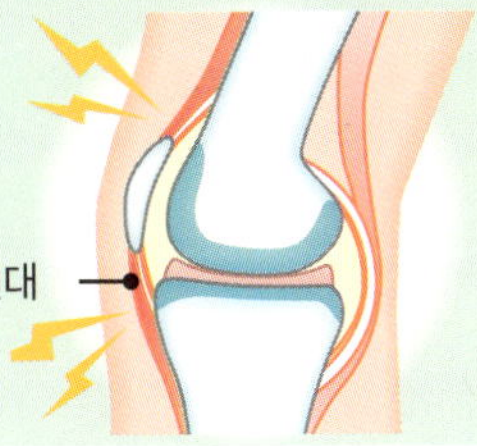

슬개골 연골연화증

젊은 여성에서 많이 볼 수 있다. 슬개골(무릎뼈)의 뒷쪽(관절 쪽) 연골이 대퇴골과 마찰되어 마모되고, 염증을 일으켜 변형되는 것. 무릎 통증, 위화감, 불안정감 등의 증상이 있다.

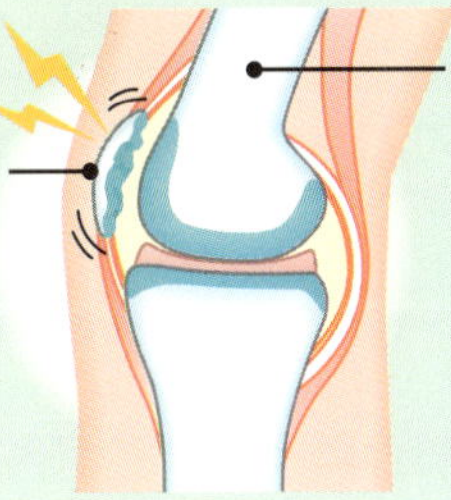

column

언제까지나 내 발로 걷자 로코모티브 신드롬

지금 일본인의 평균수명은 남성 80세, 여성 86세로 세계 유수의 장수국가가 되고 있다. 그러나 건강수명은 남성은 71세, 여성은 74세 정도이다.

건강수명이란 자립하여 건강한 생활이 가능한 연령을 말한다. 즉, 남성에서는 약 9년, 여성에서는 약 13년은 누군가의 도움이 없으면 생활이 불가능함을 의미한다.

마지막까지 자신의 발로 걷고, 자신만의 활기찬 생활을 보내기 위해, 건강수명을 최대한 연장시킬 필요가 있다. 그러기 위해서는 근골격계의 건강을 지키는 것이 중요하다.

왜냐하면, 간병이나 지원이 필요한 원인 중 첫번째가 '근골격계장애'이기 때문이다. 근골격계는 뼈와 관절, 근육, 신경으로 구성된다. 이들이 연계되어 작용함에 따라 우리는 자유롭게 자신의 몸을 움직일 수 있는 것이다.

로코모티브 신드롬(로코모)이란 근골격계 장애에 의해 간병이 필요할 가능성이 높은 상태를 말한다.

그럼 여기서, 로코모 체크를 해보자.

- ☐ 한쪽 다리로 서서 양말을 신을 수 없다.
- ☐ 집 안에서 넘어지거나 미끄러지기도 한다.
- ☐ 계단을 오를 때 손잡이가 필요하다.
- ☐ 약간 힘든 집안일을 하기 어렵다.
- ☐ 2킬로그램 정도※의 장을 보고 가져가기 힘들다.
- ☐ 15분 정도 계속 걸을 수 없다.
- ☐ 횡단보도를 초록불이 켜진 동안 건널 수 없다.

※ 1리터의 우유 2팩 정도

한 가지라도 해당되는 사람은 로코모의 가능성이 있다. 두 가지 이상에 해당될 경우 진료를 받아 보자.

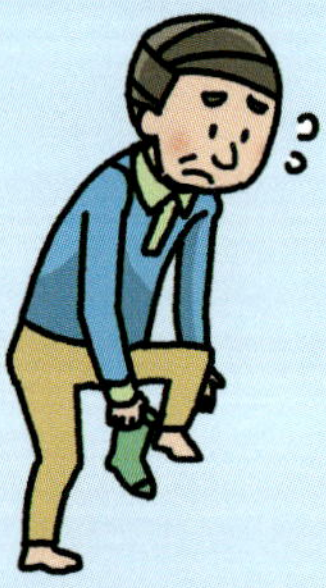

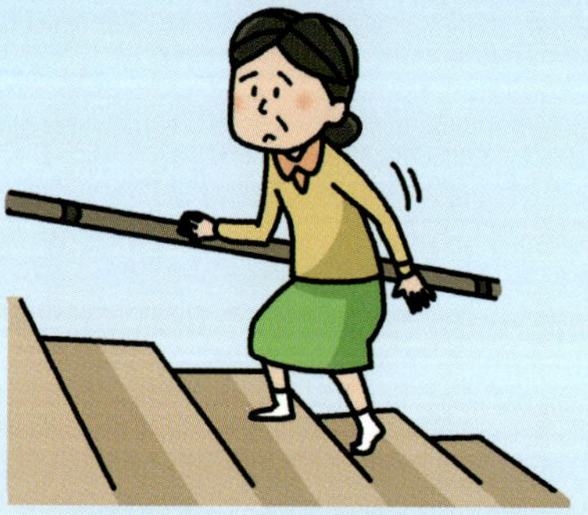

용어해설

근골격계 : 몸의 움직임에 관여하는 근육, 뼈, 관절, 신경 등의 총칭. 인간이 자신의 의지대로 움직일 수 있는 조직으로, 서로 밀접하게 연동·연계하여 작용한다.

Chapter 4

허리·무릎 통증을 해소하기 위해

허리와 무릎 통증의 원인이 파악되면 어떤 치료를 하게 될까? 병원에서 시행하는 치료법에 대해 알게 된다면 안심하고 치료를 받을 수 있을 것이다. 여기에서는 일반적인 치료법부터 수술적 치료법까지, 주요 치료법을 소개한다.

허리·무릎 통증을 해소하기 위한 치료법의 종류

보존적 치료와 외과적 치료

허리와 무릎 통증을 없애는 주요 치료법에는 보존적 치료와 외과적 치료가 있다. 전자에는 온열요법, 운동치료, 약물치료, 보조기 등이 있고, 후자에는 수술치료가 있다. 일반적으로 보존적 치료를 우선 시행하고, 호전되지 않거나 악화되어 일상생활에 지장을 초래할 경우에는 수술치료를 고려한다.

가벼운 경우에는 생활습관의 재검토와 운동치료부터 시작한다. 허리와 무릎의 통증은 나쁜 자세나 좌식 생활 등에서 초래될 때가 많다. 일상 중에 가능한 한 허리와 무릎에 부담이 가지 않도록 주의하는 것이 치료의 첫걸음이다.

온열요법은 환부를 따뜻하게 하여 주변의 혈류를 개선하고 통증을 완화시킨다.

그리고 운동치료는 운동을 통해 근육을 단련하여 허리와 무릎의 부담을 경감하고 통증을 완화시킨다. 통증이 심한 경우는 제외하고 적극적으로 실시해보자. 수술을 받은 후에도 운동치료는 계속해야 한다.

이와 같은 방법이 효과가 적을 경우에는 약물치료를 시행한다. 약물치료의 주요 목적은 염증을 억제해 통증을 완화하고, 운동치료나 일상생활을 원활하게 할 수 있도록 보조하는 것이다. 질환 자체를 치료하기 쓰이는 약물도 있지만 대부분은 대증요법이다.

보조기치료는 코르셋 등으로 환부를 보호하고 안정시켜 악화를 막는다. 움직임을 편하게 하고 보온효과도 기대할 수 있다.

이러한 보존적 치료로 효과를 볼 수 없을 경우에는 수술치료를 시행한다. 현재는 다양한 방법이 있어, 환부의 상태나 환자의 연령, 희망 등에 따라 최적의 수술법이 선택된다.

용어해설
대증요법 : 질환 자체를 치료하는 것이 아니라, 겉으로 드러난 증상을 완화·소실시키기 위한 치료. 예를 들어 열이 있으면 내리고, 통증이 있으면 진통제를 먹는 등.

허리·무릎의 통증을 해소하자

우선은 생활습관의 재검토

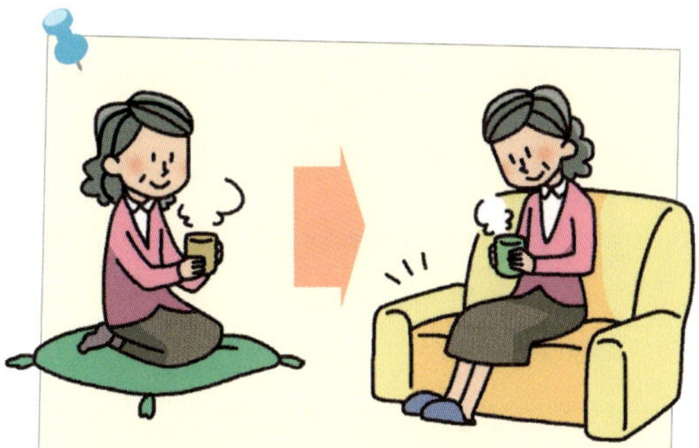

● 좌식에서 입식 생활로

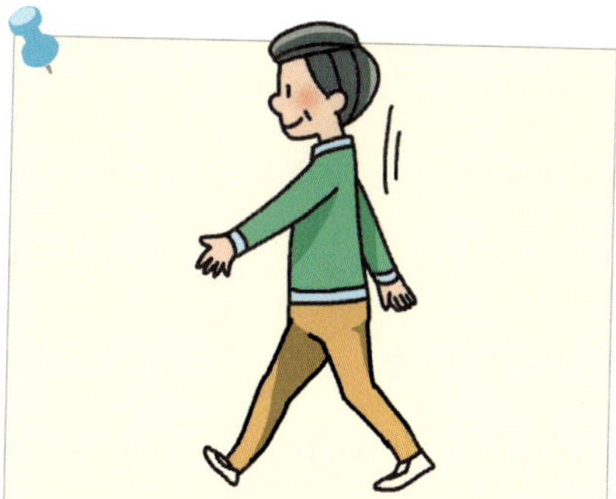

● 바른 자세를 유지하자

주요 치료법

증상과 효과, 환자의 연령, 희망 등에 따라 적절한 치료법이 선택된다.

보존적 치료

온열요법
혈류의 개선

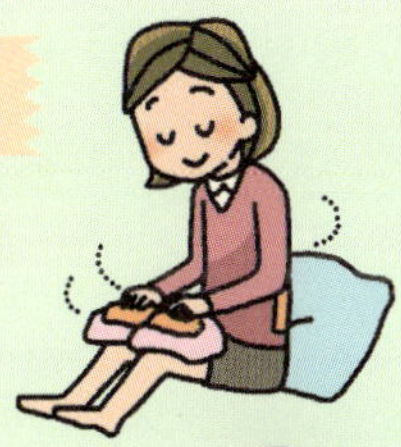

운동치료
근육을 단련하면 허리·무릎의 부담이 경감!

약물치료
염증을 억제

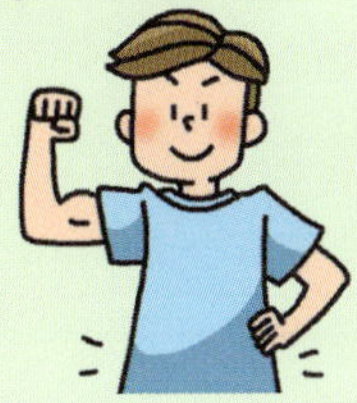

보조기
환부의 보호·안정

외과적 치료

보존적 치료로 낫지 않을 경우 수술치료를 고려한다.

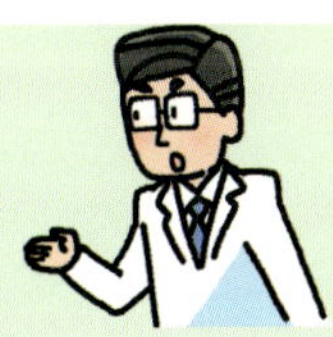

요통의 치료로 시행되는 수술

추간판절제술

추간판탈출증에 의해 통증이 있을 때 시행한다. 주요 수술법에는 '추간판절제술(open discectomy, love's method)', '내시경하 수술' 등이 있다.

● 추간판절제술(open discectomy, love's method)

추간판탈출증에서는 추간판의 중심부에 있는 수핵이 탈출하여 신경을 압박해 저림과 통증을 유발한다. 따라서, 전신 마취 후 등의 피부를 절개하고, 추궁의 일부를 떼어내 그 구멍을 통해 신경을 압박하는 수핵(탈출된)을 절제한다.

추간판절제술은 추간판탈출증에서는 오랜 역사와 안정된 수술 성적을 보이는 가장 일반적인 수술법이다. 수술 후 7~10일에 퇴원한다. 사무직이라면 수술 후 3~4주부터 일을 시작한다.

● 내시경하 수술

최근, 환자의 몸에 부담을 줄이기 위해 내시경을 이용한 수술이 확산되고 있다. 몇 가지 종류가 있지만 가장 많이 보급된 것이 'MED법(내시경하 추간판적출술)'이다.

추간판절제술에서는 등의 피부를 5~10cm 절개하는 반면, MED법에서는 2cm 정도이다. 이 부위로 내시경을 삽입하여 모니터 화면의 영상을 보며 탈출된 수핵을 적출한다.

상처가 작기 때문에 회복도 빠르고, 입원 기간도 4~5일로 단기간이다.

요즘에는 보다 작은 내시경을 사용하는 'PED법(경피적 내시경하 추간판적출술)'이라는 수술법이 개발되었다.

용어해설

PED법 : MED법 보다 더 작은 7mm 정도 절개하고, 추간판의 뒤쪽 방향에서 접근하여 탈출된 수핵을 제거한다. 몸에 부담을 더욱 줄일 수 있다.

추간판탈출증의 수술

추간판절제술(open discectomy, love's method)

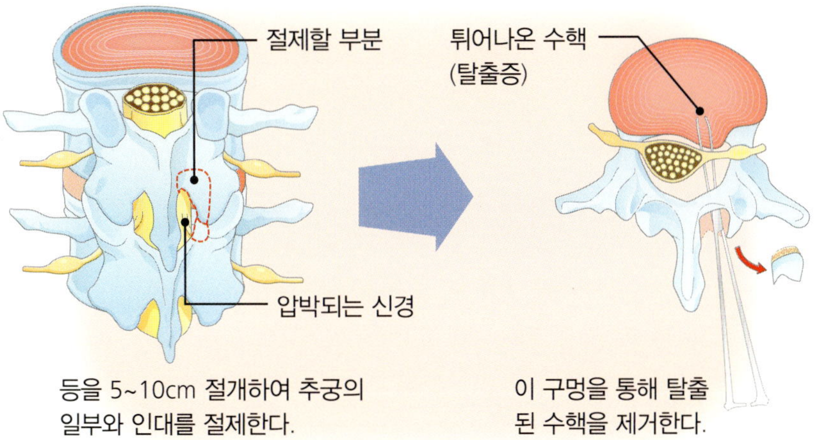

등을 5~10cm 절개하여 추궁의 일부와 인대를 절제한다.

이 구멍을 통해 탈출된 수핵을 제거한다.

POINT 오랜 역사가 있고, 수술 성적이 인정된 안정성이 높은 수술이다.

내시경하 수술 MED법

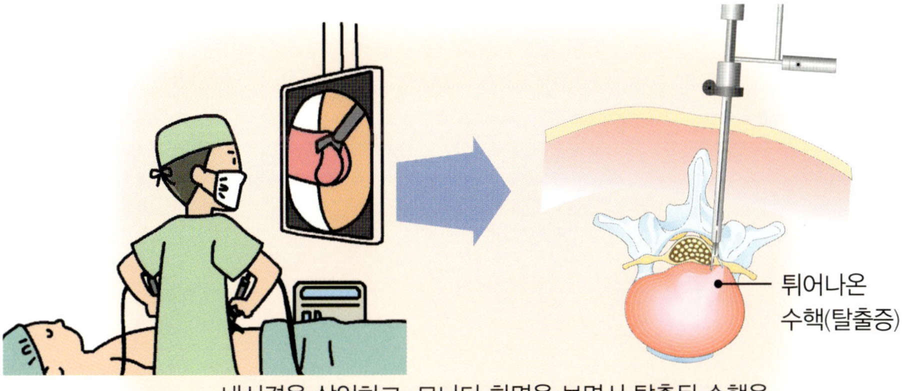

내시경을 삽입하고, 모니터 화면을 보면서 탈출된 수핵을 제거한다.

POINT 상처가 작기 때문에 몸의 손상이 적고, 입원 기간이 단축된다.

감압술

'감압술'은 주로 요추 척주관협착증에 이용된다. 척주관협착증에서는 척주관 주변 조직의 변형에 의해 척주관이 좁아져, 그 안을 통과하는 신경이 압박되어 저림과 통증이 유발된다.

따라서 감압술을 시행해 척주관을 좁히는 조직을 절제하고, 척주관을 넓혀 신경에 대한 압박을 해소한다. 그 후 필요에 따라 앞서 설명한 척추고정술을 시행한다.

감압방법에는 몇 가지가 있지만 주로 시행되는 것은 '추궁절제술'과 '개창술(부분 추궁절제술)'이다.

● 추궁절제술

추궁절제술은 척주관의 좁아진 정도가 심하거나, 협착이 여러 부위에 있을 때 선택된다. 1950년대부터 시행된 수술로, 등을 절개하고, 신경근(nerve root)을 압박하는 추궁이나 추간관절의 안쪽, 황색인대, 극돌기 등을 신경의 폭까지 절제한다.

이때 극돌기에 붙어 있는 근육을 떼어내기 때문에 근육이 손상을 받아 통증이 남거나 척추가 불안정해질 수 있다.

그래서 최근에는 '극돌기 종할식 추궁절제술'이라는 추궁절제술이 널리 보급되었다. 근육과 인대를 제거하지 않고, 극돌기만 세로 방향으로 절개하여 추궁을 절제하기 때문에 근육의 손상을 최소화할 수 있다.

기존의 추궁절제술에 비해 수술 후의 통증이 적고 회복이 빠르다는 장점이 있다.

● 개창술(부분 추궁절제술)

협착이 심하지 않거나 범위가 좁은 경우에 선택된다. 신경을 압박하는 추궁과 황색인대, 추간관절만을 부분적으로 절제한다. 등 쪽에서 봤을 때 신경의 통로에 창문이 열린 것 같은 상태가 되기 때문에 이러한 이름이 붙게 되었다.

용어해설

개창술 : 현미경을 이용한 '현미경하 추궁절제술'이나 내시경을 이용한 '내시경하 부분 추궁절제술'도 개발되었다. 몸에 부담이 적은 대신 난이도가 높은 수술이다.

감압술

좁아진 척주관을 넓혀 신경에 대한 압박을 해소하는 수술

추궁절제술(기존 방법)

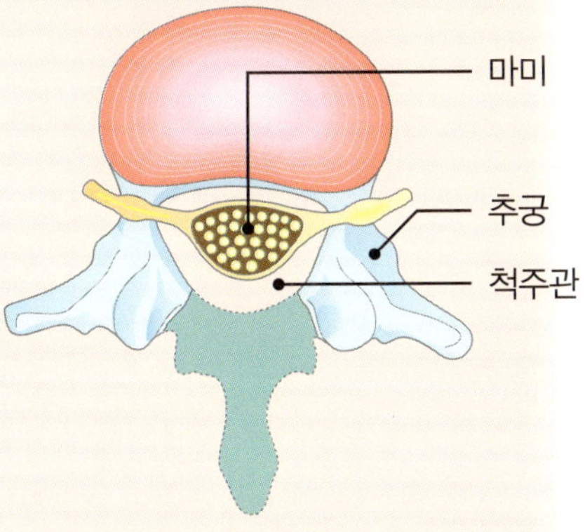

추궁이나 추간관절, 황색인대, 극돌기 등, 신경을 압박하는 조직을 광범위하게 절제한다.

극돌기 종할식 추궁절제술

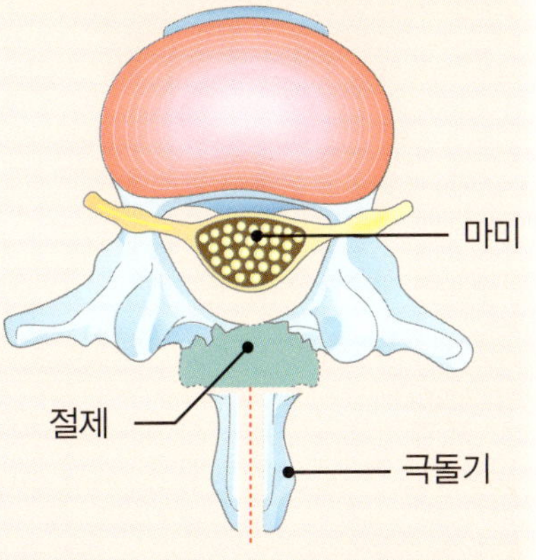

극돌기를 세로로 열어, 추궁을 떼어낸 후 다시 극돌기를 봉합한다. 근육을 박리하지 않아 손상이 적다.

개창술(부분 추궁절제술)

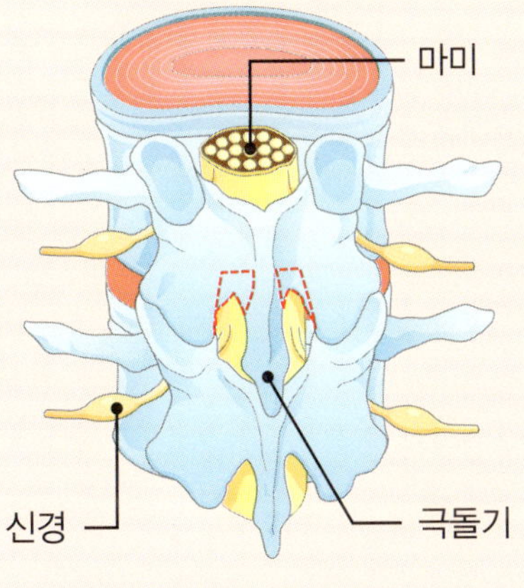

신경을 압박하는 부분만을 절제한다.

척추고정술

척추분리증, 척추전방전위증, 변형성 척추증, 척추측만증 등 요추가 틀어지거나 불안정해진 경우, '척추고정술'을 시행하여 요추를 안정시킨다. 추간판탈출증에서도 탈출된 수핵이 매우 크거나, 재발된 증례에서는 추간판 절제술과 함께 시행하기도 한다.

척추고정술에는 배 쪽에서 접근하는 '전방고정술'과 등 쪽에서 접근하는 '후방고정술'이 있다. 지금은 약 1 대 9의 비율로 후방고정술이 선택된다. 배 쪽에는 장이나 큰 혈관이 있어 전방고정술이 선호되지 않지만, 심한 척추 불안정이 있거나, 배 쪽의 종양을 절제할 경우에는 필요하다.

최근에는 몸에 부담을 조금 더 줄이기 위해 새로운 접근(절개)법에 따른 수술 방법이 개발되고 있어 향후에는 전방고정술의 비율도 늘어날 것으로 보인다.

● 후방고정술

등 쪽을 절개하여 불안정해진 부분에 절제한 뼈나 인공뼈를 이식하고, 금속물질로 고정하여 요추를 안정시키는 것이다. 주요 수술법에는 '후방고정술(PLF)'과 '후방 요추 추체간 고정술(PLIF)'이 있다.

PLF에서는 절제한 뼈나 골반뼈를 추골 뒤쪽에 이식하여 임플란트로 고정한다. PLIF에서는 추골과 추골 사이에 뼈와 인공뼈를 이식하고 마찬가지로 금속 임플란트 등으로 고정한다.

● 전방고정술

전방고정술에서는 배 쪽에서 추골에 접근하여, 추간판과 추체를 절제한다. 빈 부분에 본인의 뼈를 이식하여 추골을 유합시킨다. 그 후 금속 임플란트 등으로 고정하기도 한다. 이러한 방법 모두 뼈가 붙을 때까지 약 6~12개월이 소요된다. 그 동안 보조기를 착용하거나 깁스로 고정한다. 금속으로 고정하면 허리를 굽힐 수 있을까? 염려하는 사람도 있겠지만, 제1~제2요추 사이라면 일상생활에 지장을 주지 않는다.

용어해설

척추고정술 : 최근에는 '척추제동술(X-STOP)'이라는 새로운 고정술도 개발되었다. 극돌기 사이에 스토퍼(stopper)를 설치하고, 척주관을 넓혀 안정시킨다.

척추고정술

후방고정술

요추가 틀어지거나 불안정해진 경우 시행한다.
추간판절제술이나 감압술과 함께 시행할 때가 많다.
등 쪽에서 절개하고, 뼈를 이식하여 금속으로 고정한다.

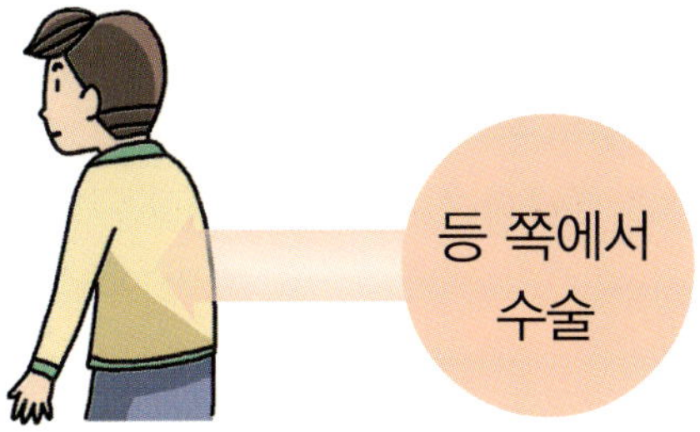

후방고정술(PLF)

뼈를 추골의 뒤쪽에 이식한다.
티타늄이나 스테인리스 스틸로 만든 금속으로 고정한다.

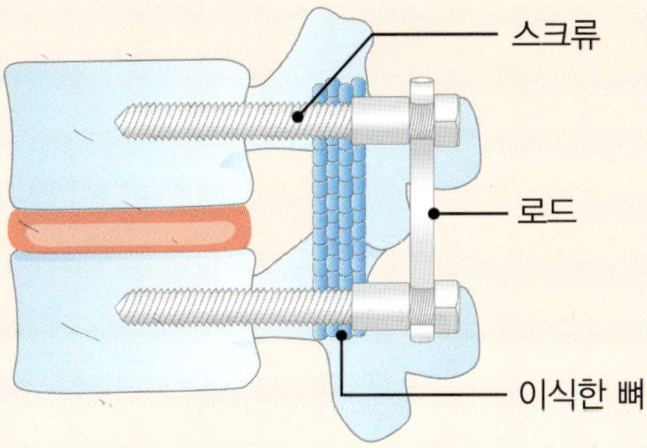

후방 요추 추체간 고정술(PLIF)

추골과 추골 사이에 뼈를 이식한다.
금속으로 고정한다.

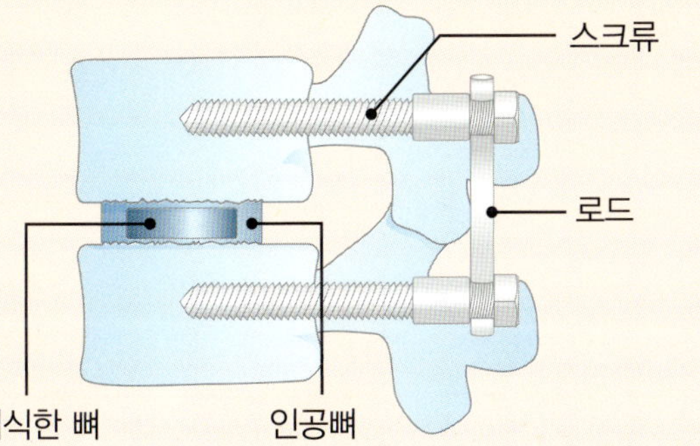

추체성형술

‘추체성형술’은 골다공증 등으로 뼈가 연약해져, 압박골절을 일으킬 때 이용된다.

커다란 스크류 등을 사용하는 기존의 수술보다 부담이 적은 방법으로 개발된 새로운 치료법이다. 찌그러진 추체를 풍선으로 넓히고 골시멘트를 주입하여 정복(reposition) 후 고정한다.

정식 명칭은 ‘경피적 추체성형술’이며, 안전성과 유효성이 인정되어 2011년부터 건강보험 적용 대상이 되었다. 충분한 보존적 치료에도 여전히 통증이 지속될 경우 적용된다.

수술은 다음과 같은 순서로 진행된다.

전신마취 후 등 쪽을 10mm 정도 절개하여, X-ray로 확인하며 주사침을 압박골절된 추체에 삽입한다. 적당한 위치에서 풍선을 부풀려 추체를 넓힌 후 풍선을 제거하고, 만들어진 공간에 골시멘트를 주입한다. 약 15분 후 시멘트가 굳으면, 척추는 거의 원래 형태로 회복된다.

수술로 고정이 충분해지면, 통증이 경감되고, 다음날부터 보행이 가능해진다. 그러나 일반적인 골절에서 한번에 치료 가능한 추체는 한 개 뿐이다. 또한, 골절형에 따라 신경을 압박하고 있는 경우에는 시멘트의 누출이 염려되므로 적응되지 않는다.

주의해야 할 점은 이 수술이 골다공증 자체의 치료가 아니라는 것이다. 치료된 추체는 시멘트에 의해 강도가 높아지지만 그 외의 추체는 연약한 상태이므로 낙상 등에 의해 또 다른 추체가 압박골절을 일으킬 수 있다.

수술시간은 60분 정도로 보통 3~4일 입원해야 하지만, 원래 보행이 불가능했던 사람은 2~3주간의 입원이 필요할 수도 있다. 풍선을 이용한 추체성형술은 해당 분야의 전문의만이 시행할 수 있다. 따라서 현재는 이 수술을 받을 수 있는 병원은 한정되어 있다.

용어해설

압박골절 : 압력에 의해 뼈가 부러지는 것. 골다공증이 있으면 사소한 압력에도 골절될 수 있으며, 요통의 요인이 되고 있다.

경피적 추체성형술

압박골절에서 이용되는 수술

POINT 기존의 수술보다 몸에 부담이 적은 새로운 수술법

1 찌그러진 추체에 풍선이 달린 주사침을 삽입한다.

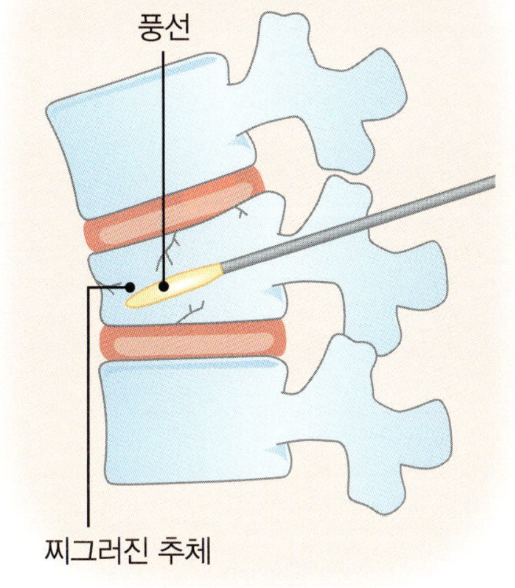

2 풍선을 부풀려, 추체를 원래 모양으로 확장시킨다.

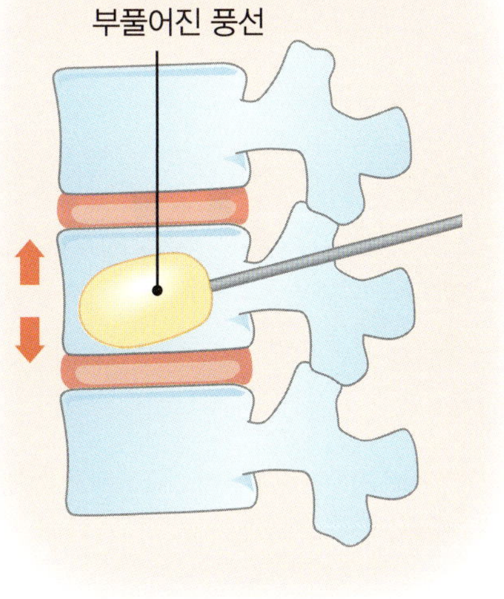

3 풍선을 빼고, 만들어진 공간에 시멘트를 주입한다.

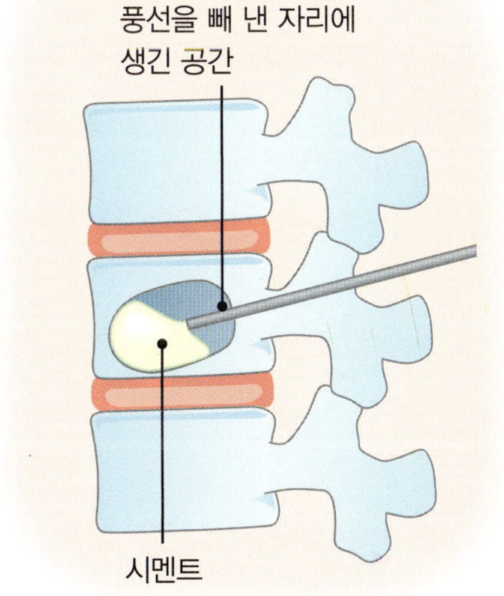

4 15분 정도 후 시멘트가 굳으면 척추는 원래의 모양이 된다.

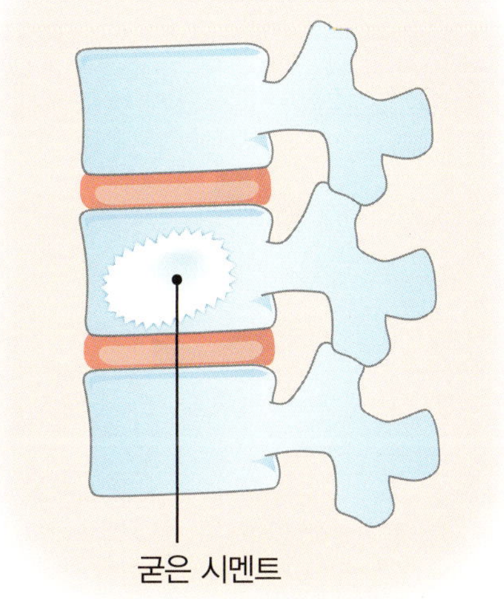

기타 수술법

● 척추측만교정술

진행성 척추의 만곡을 억제해, 최대한 정상 형태로 만들기 위해 시행한다.

등 쪽을 절개하여 추궁근(pedicle)에 스크류와 로드, 후크, 와이어 등을 이용해 교정하고 고정하는 방법과 측흉부 또는 측복부를 절개하여 추체 자체를 교정하여 고정하는 방법도 있다.

교정된 척추의 뒤쪽 중앙에 자신의 뼈나 인공뼈를 이식한다. 장기적으로 이러한 뼈가 유합되어 평생 몸을 지탱할 수 있게 된다.

큰 수술이므로 수술 중 출혈에 대비해 사전에 자신의 혈액을 저장해두기도 한다.

● 분리부 복원술

피로골절에 의해 추골이 분리된 경우, 그 부분을 이어 붙여 고정하는 수술이다. 주로 젊은층의 척추분리증에 이용된다. 중장년층의 분리증에서는 이미 추간판도 손상되어 전방전위증이 수반된 경우가 많아 보통 척추후방고정술을 시행한다.

분리부 복원술에서는 우선 허리 뒤쪽을 절개하여 분리부의 양쪽에 골반 등에서 채취한 자신의 뼈나 인공뼈를 이식한다. 그리고 임플란트와 훅으로 고정한다. 수술 후에는 보조기를 착용하고 뼈가 완전히 붙는 것을 기다린다. 가벼운 운동을 할 수 있게 될 때까지 약 3개월 정도 걸린다.

● 추체치환술

추체가 척추결핵이나 종양 등의 질환 또는 외상으로 심하게 파손된 경우에 시행한다.

가슴 또는 배 쪽의 피부를 절개해 환부의 추체와 위아래의 추간판을 제거한다. 그 공간에 골반 등에서 채취한 자신의 뼈나 인공뼈를 이식한다. 필요하다면 임플란트, 로드 등으로 확실히 고정한다. 뼈가 완전히 붙기까지 6~12개월 정도 걸린다. 그동안 운동이나 중노동을 피한다.

용어해설 척추결핵 : 결핵균이 척추에 감염되면서 일어난다. 요추나 흉추에 일어나기 쉽고, 등이나 허리 통증의 원인이 된다. 척추가 뒤로 굽거나(후만) 하반신 마비를 일으키기도 한다.

그 밖의 수술법

척추측만교정술

수술 전

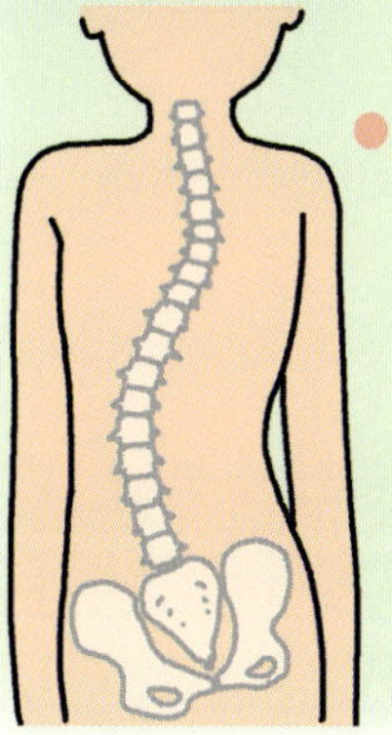

- 척추의 만곡을 막기 위해 시행한다.

수술 후

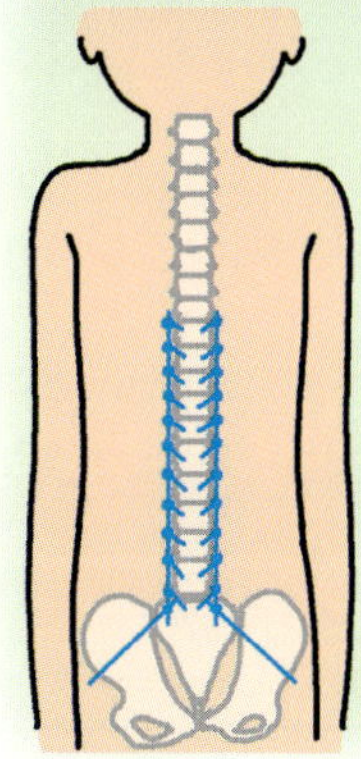

- 임플란트나 로드로 고정하여 척추의 만곡을 교정한다.

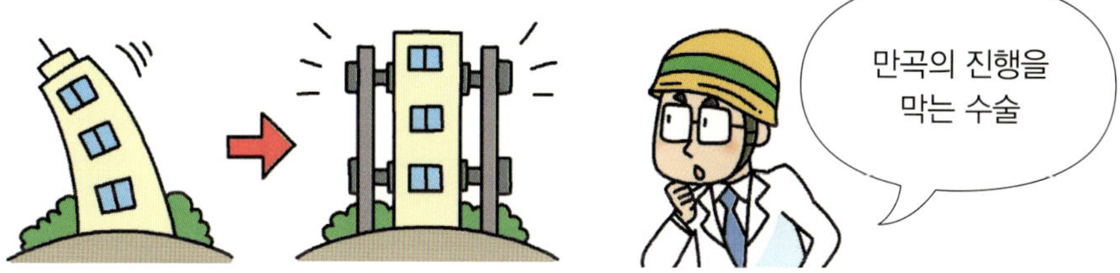

분리부 복원술

수술 전

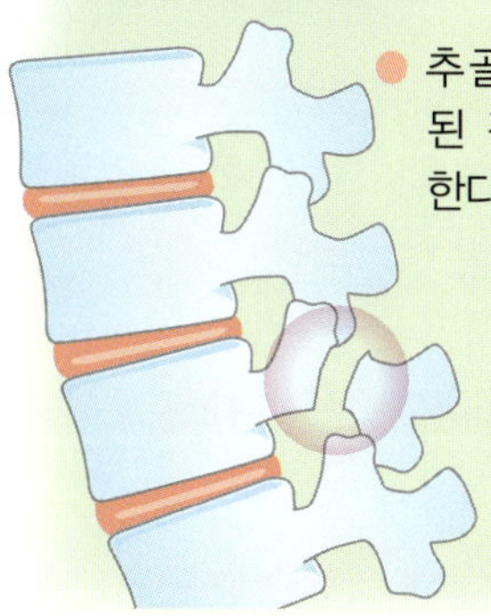

- 추골이 분리된 경우 시행한다.

수술 후

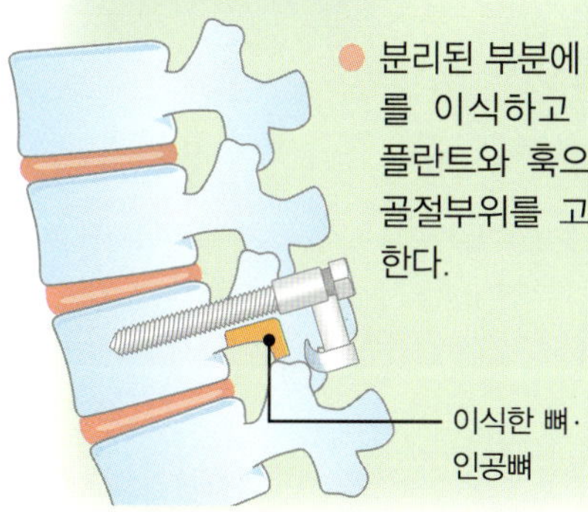

- 분리된 부분에 뼈를 이식하고 임플란트와 훅으로 골절부위를 고정한다.

요통치료에 사용되는 약물

약의 분류

요통 치료에는 약물치료가 큰 비중을 차지한다. 증상에 따라 여러 종류의 약을 구분해 사용한다. 주로 투여하는 약은 다음과 같다.

● 소염진통제

염증을 억제하고 통증을 완화시키는 약이다.

• 비스테로이드성 소염진통제(NSAIDs)

가장 널리 쓰이는 소염진통제이다. 시클로옥시게나아제(COX)라는 효소의 작용을 막아, 통증과 붓기를 유발하는 프로스타글란딘이라는 물질 생성을 억제해 통증을 완화시킨다. 내복약, 좌약, 첩부제, 도포제 등 다양한 종류가 있다. 부작용에는 위장관장애나 신장기능저하 등이 있다.

• 아세트아미노펜(acetaminophen)

뇌의 시상하부나 대뇌피질에 작용해 열을 낮추고 통증을 완화시킨다. 안전성이 높아 시판되는 감기약 등에도 흔히 함유되는 성분이다.

항염증 작용은 약하지만, 경도에서 중등도의 통증에 효과적이다. 부작용은 적고, 위장관장애나 간기능저하가 발생할 수 있다.

• 트라마돌(tramadol)

오피오이드계인, 비마약성 진통제로 암의 통증 등에 이용되지만, 요통증이나 변형성 무릎관절증 등의 만성 통증에도 효과가 있다고 하여 현재는 오피오이드보다 더 흔히 사용되고 있다.

• 오피오이드(opioid)

주로 암과 수술 후의 통증에 사용되지만, 그 일부가 만성 요통에서도 쓰이게 되었다. 진통 작용이 강해 비스테로이드성 소염진통제로는 호전되지 않는 극심한 통증에도 효과가 있다. 부작용은 변비, 구역(nausea), 졸음 등이 있다.

용어해설

아세트아미노펜 : 작용이 강하지 않은 해열진통제. 감기의 발열, 두통, 생리통, 치통 등에도 사용된다. 좌약이나 시럽은 소아의 해열에 쓰인다.

요통치료에 사용되는 주요 소염진통제

비스테로이드성 소염진통제(NSAIDs)

특징 진통 효과, 항염증 효과에 우수하여, 가장 널리 쓰인다.

종류 외용약, 내복약, 좌약

부작용 위통, 위의 불쾌감, 식욕부진 등

외용약

- 도포제(바르는 약)와 첩부제(붙이는 약)가 있다.
- 부작용이 적다.
- 국소에는 효과적이다.
- 피부에 염증이 나타나기도 한다.

내복약

- 가장 사용 빈도가 높다.
- 폭넓은 효과를 기대할 수 있다.
- 장기 복용에 따른 부작용이 발생하기 쉽다.
- 부작용이 적은 타입도 개발되고 있다.

좌약

- 통증이 심할 때 쓰인다.
- 즉효성이 있다.
- 내복약보다 효과가 강력하다.
- 익숙하지 않으면 사용하기 어렵다.

아세트아미노펜

특징 해열·진통 효과가 있다.

종류 내복약

부작용 위통, 식욕부진 등

트라마돌

특징 경도에서 중등도의 통증에 효과가 있다.

종류 내복약

부작용 변비, 구역, 구토, 졸음 등

오피오이드

특징 강력한 진통 효과가 있다.

종류 내복약, 첩부제

부작용 변비, 구역, 현기증, 졸음 등

● 신경병증성 통증치료제(프레가발린)

신경의 압박이나 장애에 의한 통증에 이용된다. 신경의 흥분을 억제하여 통증을 완화시킨다. 좌골신경통에 효과가 높다. 항간질약제로도 사용된다.

● 혈류개선제

주로 요추 척주관협착증에 이용된다. 척주관협착증에서는 신경이 눌려 혈류가 악화되어 다리에 저림이나 통증이 발생한다. 따라서 혈류개선제로 혈관을 확장시켜 혈액순환을 개선한다. 널리 이용되는 것은 프로스타글란딘제제이다.

프로스타글란딘제제는 혈관을 넓혀 신경 주위의 혈액순환이 개선되어 증상이 완화된다. 특히 마미가 압박되어 발생하는 간헐 파행에 효과적인 약제이다. 항응고제를 쓸 정도는 아니지만 출혈이 발생할 수 있다.

● 근이완제

근이완제는 근육의 긴장을 낮춰 통증을 완화시킨다. 근이완제에는 근육에 직접 작용하는 것과 중추신경에 작용하여 이완시키는 것이 있지만, 요통에 사용되는 것은 후자이다.

● 항우울제·항불안제

신경의 압박이나 장애로 발생하는 통증이나 비스테로이드성 소염진통제로 호전되지 않은 통증, 원인불명의 만성 요통 등에 이용된다.

• 항우울제

통증의 정보는 세로토닌 등의 신경전달물질이 신경세포에서 신경세포로 전달한다. 항우울제는 신경전달물질이 신경세포에 흡수되는 것을 방해하고, 통증을 억제하는 신경의 작용을 활성화시켜 통증을 완화시킨다. 신경통이나 스트레스성 요통에 효과적이다.

• 항불안제

근이완제와 마찬가지로 항불안제에는 근육의 긴장을 경감시키는 기능이 있다. 또한, 통증에 의한 정신적인 긴장을 완화하는 기능도 있어 요통 치료에 쓰이기도 한다.

용어해설

근이완제 : 운동신경과 중추신경에 작용하여 근육의 수축을 억제하고, 통증을 완화시킨다. 주요 약제에 에페리손, 티자니딘, 마오릭스 등이 있다.

일반적인 약의 사용 기준

급성 요통

제1 선택약
- 비스테로이드성 소염진통제 (COX-2 억제제 포함)
- 아세트아미노펜

제2 선택약
- 근이완제

만성 요통

제1 선택약
- 비스테로이드성 소염진통제 (COX-2 억제제 포함)
- 아세트아미노펜

제2 선택약
- 항불안제
- 근이완제
- 항우울제
- 오피오이드

*『요통 가이드라인 2012』

COX-2 선택적 억제제

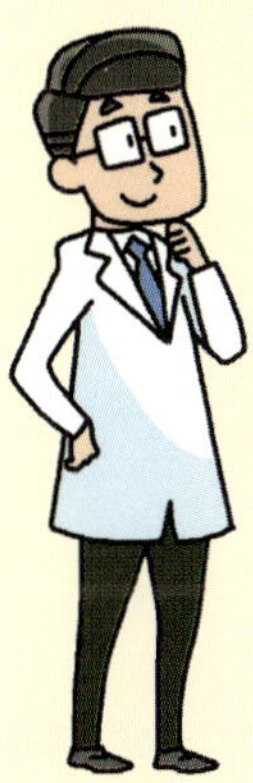

비스테로이드성 소염진통제의 일종인 COX-2 억제제는 시클로옥시게나아제(COX)라는 효소의 작용을 억제하여 통증을 완화시킨다.

이러한 COX에는 두 종류가 있어 COX-1에는 위점막의 기능을 유지하고, COX-2에는 염증을 악화시키는 작용이 있다는 것이 알려졌다.

기존의 비스테로이드성 소염진통제는 두 가지 기능을 모두 억제하므로 부작용으로 위장관장애가 발생하기 쉽다. 이 때문에 COX-2의 작용만을 억제하기 위해 개발된 것이 COX-2 선택적 억제제이다.

진통 효과는 기존의 비스테로이드성 소염진통제와는 거의 동등하며, 위장관장애의 부작용 발생은 적다.

● 골다공증 치료제

골다공증에 의한 압박골절을 예방하기 위해 이용된다. 뼈의 파괴를 억제하는 약제, 뼈의 형성을 촉진하는 약제, 칼슘의 흡수를 돕는 약제 등이 있다.

• 비스포스포네이트(bisphosphonate)제제

뼈를 파괴하는 세포(파골세포)의 활동을 억제하여, 뼈의 파괴를 막아 골량을 증가시킨다. 압박골절을 예방하는 효과는 크지만 위장관장애를 일으킬 수 있어 복용 시 물을 한 컵 다 먹기 등 복용방법이 정해져 있다.

복용 중에 치과치료를 받을 때에는 경우에 따라 약을 중단해야 할 필요가 있으므로, 사전에 의사, 약사와 상담해야 한다.

• SERM

선택적 에스트로겐 수용체 조절제로 여성 호르몬인 에스트로겐과 같은 작용을 하여, 뼈의 파괴를 막아 골밀도를 증가시킨다. 폐경 후 여성에게 이용된다.

• 부갑상선 호르몬제제

최근 발매되었으며, 매우 강력하게 뼈의 형성을 촉진하여 골량을 증가시킨다. 이미 압박골절이 발생한 사람이나 중증의 골다공증의 사람에게 쓰이며, 효과는 가장 강력하다.

• 칼시토닌(calcitonin)제제

파골세포의 작용을 억제하여 뼈의 형성을 촉진하고, 허리 통증 등의 골다공증에 의한 통증을 완화시킨다.

● 비타민제

근육과 신경에 작용하여 통증을 완화시키는 기능이 있다.

• 비타민 B_{12}

비타민 B_{12}에는 신경의 기능을 정상으로 유지하는 기능이 있다. 손상된 말초신경의 회복을 돕고, 허리 통증과 다리 저림을 완화시킨다.

• 비타민 E

말초혈관을 확장시켜, 혈액순환을 개선하는 기능이 있다. 혈액순환 저하에 의한 허리 통증과 결림을 완화시킨다.

> **용어해설**
> **파골세포** : 뼈에는 뼈를 만드는 골아세포와 뼈를 파괴하는 파골세포가 있어 항상 새롭게 생성된다. 파골세포에는 오래된 뼈의 칼슘이나 콜라겐을 녹이는 기능이 있다.

주요 골다공증 치료제

비스포스포네이트제제

일반명 알렌드로네이트, 리제드로네이트, 미노드로네이트, 에티드로네이트

기능 파골세포의 작용을 억제하여 뼈의 파괴를 막고, 골량을 증가시킨다.

SERM

일반명 랄록시펜, 바제독시펜

기능 에스트로겐과 같은 기능을 하여 뼈의 파괴를 억제해, 골량 감소를 막는다.

부갑상선 호르몬제제

일반명 테리파라타이드

기능 뼈의 형성을 촉진해 골량을 증가시킨다.

칼시토닌제제

일반명 칼시토닌, 연어 칼시토닌

기능 뼈의 파괴를 억제해 골다공증에 의한 통증을 완화시킨다.

비타민 B_{12}

기능 신경 기능을 정상으로 유지한다. 손상된 말초신경의 회복을 돕는다.

비타민 E

기능 말초혈관을 확장시켜 혈액순환을 개선한다.

신경차단술

통증의 정보를 차단한다

신경차단술은 극심한 통증이 있을 때나 소염진통제로는 통증이 호전되지 않을 때에 선택된다. 신경이나 신경 주위에 국소마취제를 주사하여 뇌에 통증 정보가 전달되는 것을 차단한다.

통증이 있으면 근육이 긴장하여 혈액순환이 악화되고, 또 다른 통증을 초래하는 악순환에 빠지게 된다.

신경차단술은 이러한 악순환을 끊고, 통증을 억제해 혈류를 개선시킨다. 그 결과, 산소나 영양분이 충분히 환부에 전달되, 손상된 신경이나 근육을 회복시킨다. 염증을 억제하는 스테로이드를 사용하기도 한다.

주요 차단술에는 다음과 같은 것들이 있다.

● 통증유발점 주사

허리를 삐끗하거나 허리에 통증이 있을 때, 누르면 강하게 아픈 부위(압통점, 통증유발점)에 주사하는 것이다. 효과는 며칠에서 1주일 정도 지속된다.

● 경막외차단술

척수나 마미를 감싸고 있는 경막 바깥쪽 공간에 주사하는 것이다. 추간판탈출증이나 척주관협착증, 좌골신경통 등 마미나 신경근장애에 의한 통증에 이용된다.

통증이 있는 부위에 따라 요추에 주사하는 경우와 천추(꼬리뼈)에 주사하는 경우가 있다.

● 신경근차단술

장애를 겪고 있는 신경근(nerve root)에 직접 주사하는 것이다. 이미 MRI 등에서 증상의 원인인 신경근이 확인되었을 때 혹은 진단을 위해서 시행한다. 의사가 X선으로 위치를 확인하며, 증상의 원인인 신경근에 주사한다.

용어해설

천추(천골) : 척추의 하부에 있는 삼각형의 뼈. 5개의 추골이 결합되어 있다. 관골과 함께 골반을 형성한다. 상부는 요추의 최하부와 결합한다.

주요 신경차단술

통증유발점 주사

눌렀을 때 강한 통증을 느끼는 포인트(압통점)에 주사한다.

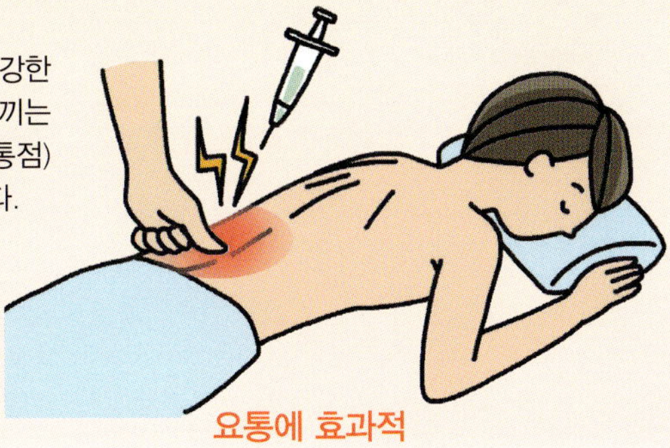

효과는 며칠에서 1주일 정도 지속된다.

요통에 효과적

경막외차단술

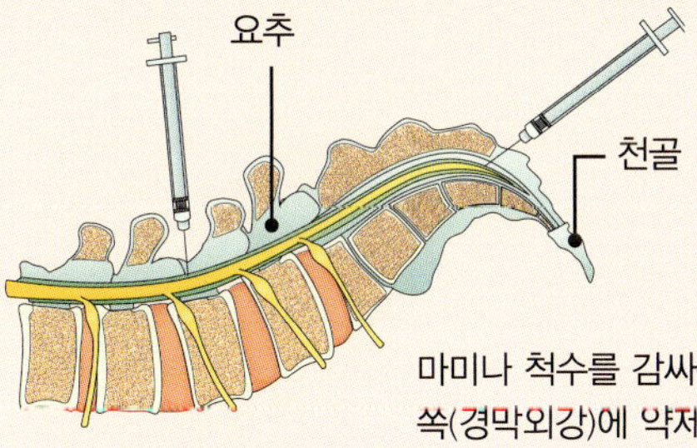

마미나 척수를 감싸는 경막의 바깥쪽(경막외강)에 약제를 수사한다.

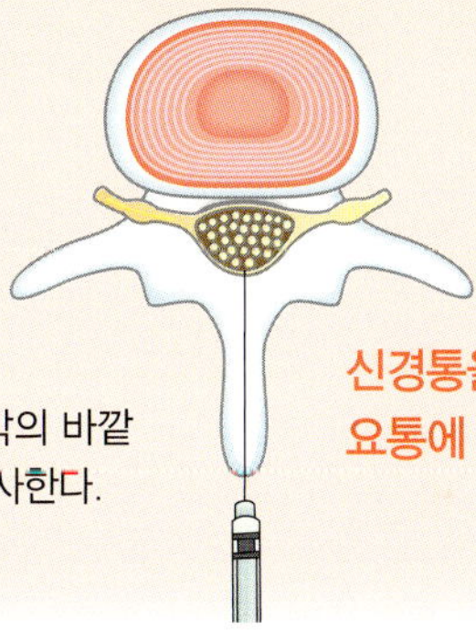

신경통을 동반한 요통에 효과적

신경근차단술

신경근 병변을 확인하여, 직접 약제를 주사한다.

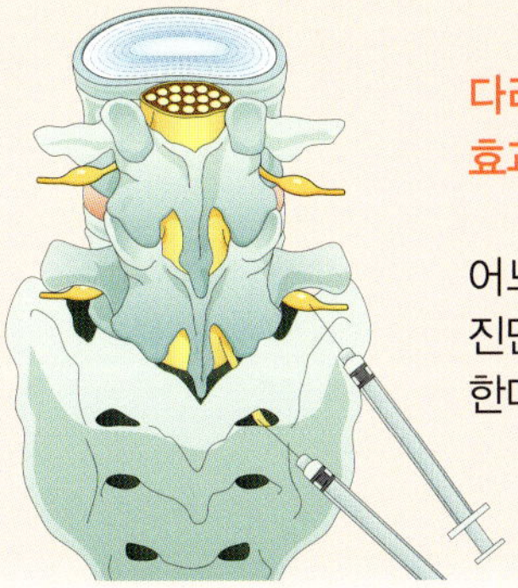

다리 저림 등의 신경통에 효과적

어느 신경근에 병변이 있는지, 진단적 의미를 겸해 시행하기도 한다.

무릎 통증의 치료로 시행되는 수술

관절경하 곽청술

'관절경하 곽청술'은 무릎 연골·반월판의 경도 변형에 의해 발생하는 통증에 대해 시행되지만, 효과의 지속기간이 한정적이라는 것이 문제이다. 그 밖에도 변형성 무릎관절증의 수술법에는 '인공관절치환술', '고위 경골 절골술' 등이 있다.

관절경하 곽청술은 변형이 경도인 관절연골이나 반월판이 까지거나 벗겨진 파편에 의해 통증을 유발하는 경우에 시행된다. '관절경 수술' 혹은 '관절경하 수술'이라고도 한다.

수술은 다음과 같은 순서로 진행된다.

관절경하 곽청술은 요추 마취 후 슬개골 주변에 7mm 정도의 구멍을 2~3개 뚫고, 그 부위로 광섬유(optical fiber)가 달린 관절경을 삽입한다.

의사는 수술기구를 삽입하고 모니터 화면을 보며, 까진 연골 표면을 정리하고, 부유하는 연골 파편을 제거한다. 또한, 통증의 원인인 염증성 활막을 절제하거나 유착된 관절낭을 떼어낸다.

무릎관절 내부를 깨끗하게 청소하는 것이 이 수술의 목적이다. 수술 시간은 1시간 정도이다.

수술 다음날부터 무릎을 굽히고 펴거나 보행이 가능하다. 며칠 입원 후 퇴원이 가능하며, 2~3주간 정도면 수술 후의 통증이나 위화감도 소실되어 예전처럼 일상으로 복귀할 수 있다. 수술 부위가 작아 몸에 부담이 적고, 고령자나 지병이 있는 사람도 시행 가능한 것이 큰 장점이다. 단, 연골이 재생된 것은 아니므로 효과의 지속은 한정적이며, 다시 통증이 발생하는 경우도 종종 있다.

수술 후에도 운동치료나 체중관리를 철저히 하여, 재발을 막는 것이 중요하다.

용어해설

반월판 : 대퇴골과 경골 사이에 있는 연골. 무릎관절의 바깥쪽과 안쪽에 한 쌍의 초승달 모양의 판이 끼워져 있으며, 내측 반월판, 외측 반월판이라고 한다.

관절경하 곽청술

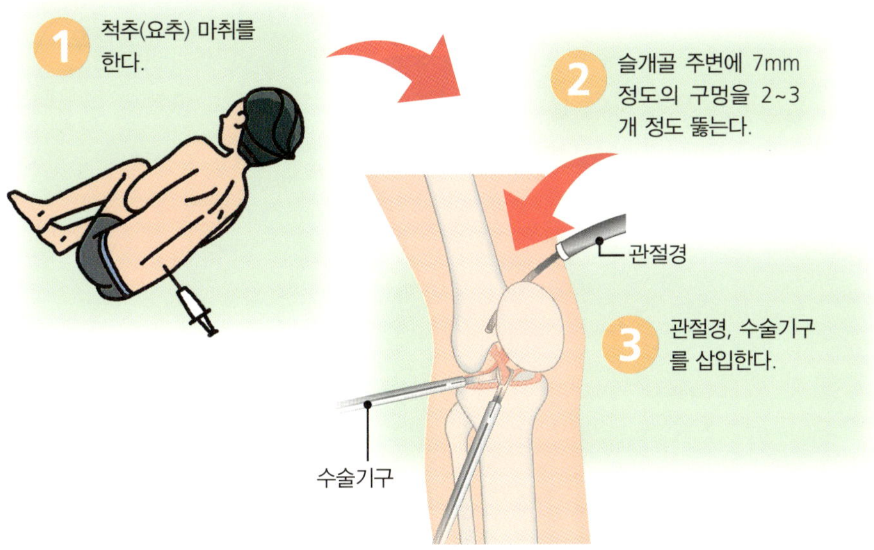

주요 처치

1 손상된 연골이나 골극을 절제.

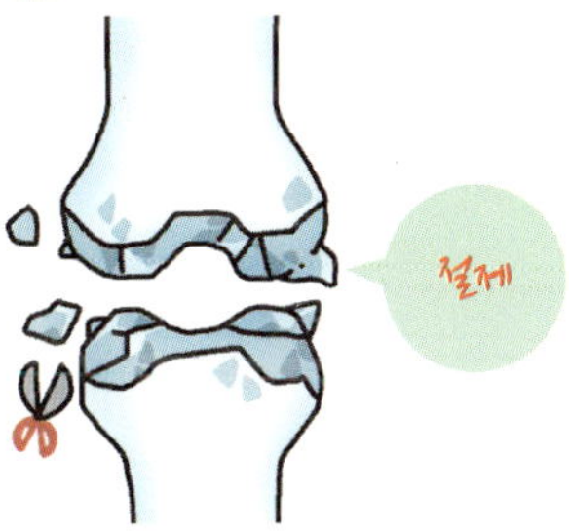

2 연골 표면을 다듬는다.

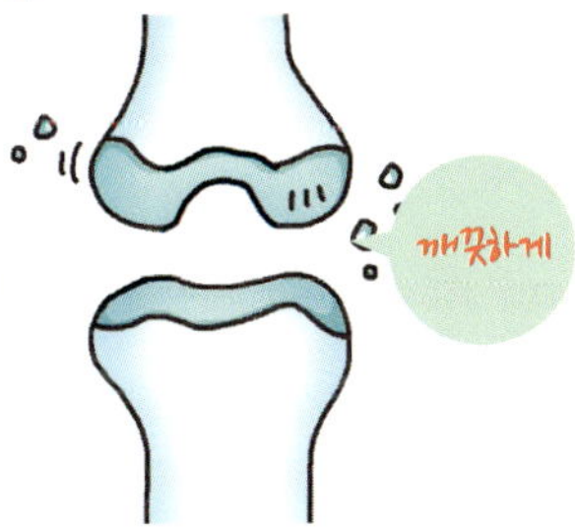

3 벗겨져 떨어진 조직의 파편을 제거.

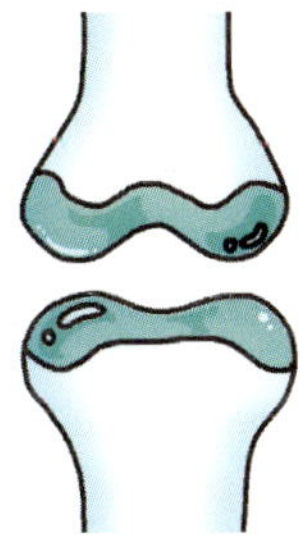

4 관절 내부를 세척.

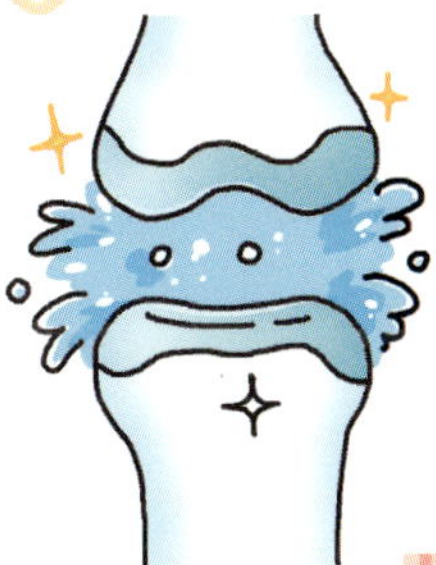

5 손상된 관절연골을 복원.

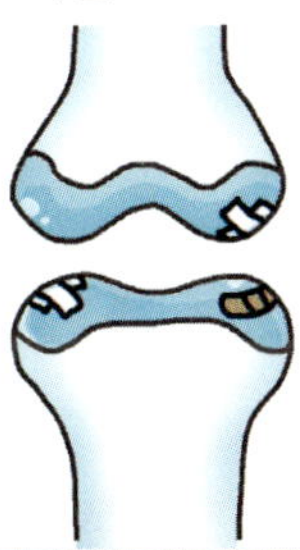

6 갈라진 반월판을 제거 또는 복원.

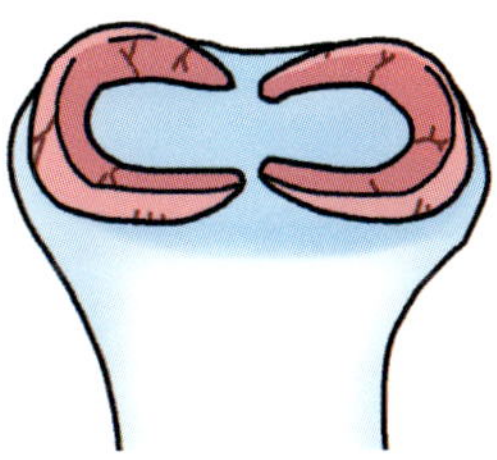

마지막으로 상처를 봉합한다.

고위 경골 절골술

경골을 잘라 내고, 다시 연결하여 체중 부하가 가해지는 방향을 조정하는 수술이다. 초기부터 중기의 환자가 대상이 되며, ㅇ자 다리(내반슬)에 의해 무릎의 변형이 진행되고 통증이 유발되는 경우에 시행한다. ㅇ자 다리에서는 관절 안쪽에 부하가 가해져, 안쪽의 관절연골이 마모된다. 그러면 점점 안쪽으로 기울게 되어 변형이 한층 더 진행된다.

그래서 뼈를 잘라 무릎의 부담이 균등해지도록 다리의 각도를 교정하여 진행을 막는 것이다.

고위 경골 절골술은 경골을 자르는 방법에 따라 크게 '클로즈드 웨지 법'과 '오픈 웨지 법'으로 나뉜다.

● 클로즈드 웨지 법(closed wedge method)

경골의 바깥쪽에서 뼈를 쐐기 모양으로 잘라내는 방식이다. 경골과의 균형을 유지하기 위해 비골(종아리뼈)도 일부 잘라낸다. 각각의 뼈를 연결하여 금속의 플레이트로 고정한다. 뼈를 잘라내기 때문에 수술 전보다 다리가 약간 짧아진다.

● 오픈 웨지 법(open wedge method)

클로즈드 웨지 법과 반대로 안쪽에서 바깥쪽을 향해 경골을 잘라낸다. 이 부위에 쐐기 모양의 인공뼈를 삽입하여 금속으로 고정한다. 수술 전에 비해 약간 다리가 길어진다. 클로즈드 웨지 법에 비해 수술시간과 입원 기간이 짧아 몸에 부담이 적기 때문에 최근 활발하게 이뤄지고 있다. 단, 교정할 수 있는 각도가 한정되어 변형이 심한 사람에는 적합하지 않다.

두 방법 모두 수술 후에는 다리가 약간 ×자 형태가 되는 경향이 있다. 수술시간은 1~2시간, 입원 기간은 4~6주 정도이다. 1개월 정도의 재활치료 후 예전과 같은 일상으로 돌아가기까지 반년 정도가 걸린다. 관절에 손을 대지 않기 때문에 회복 후에는 자유롭게 무릎을 움직일 수 있다. 운동이나 등산, 중노동, 무릎 꿇는 것도 가능하다.

용어해설

경골(정강이뼈) : 무릎과 발목 사이에 있는 2개의 뼈 중 안쪽에 있는 굵은 뼈. 뒤쪽 바깥 부분에 있는 비골과 함께 하퇴골을 구성한다. 대퇴골 다음으로 긴 뼈이다.

고위 경골 절골술

안쪽이나 바깥쪽 관절의 간격이 좁으면 변형이 진행된다.

따라서

뼈를 잘라내 변형된 각도를 교정하여
체중 부하의 방향을 바꿔, 좁아진 관절 간격을 넓힌다.

클로즈드 웨지 법

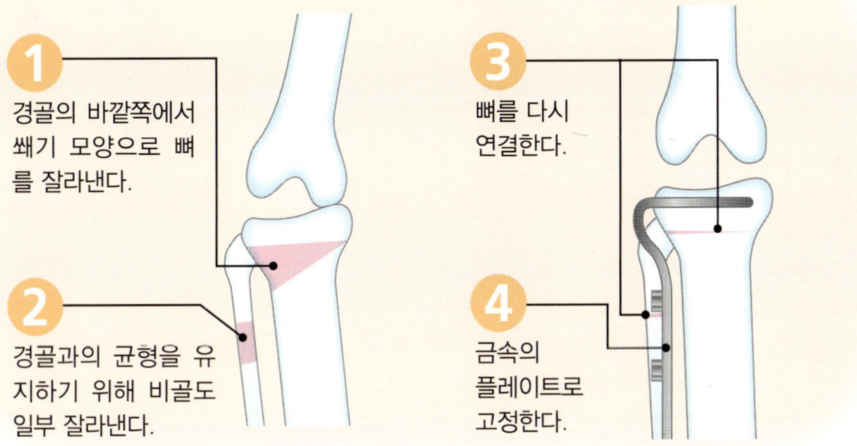

오픈 웨지 법

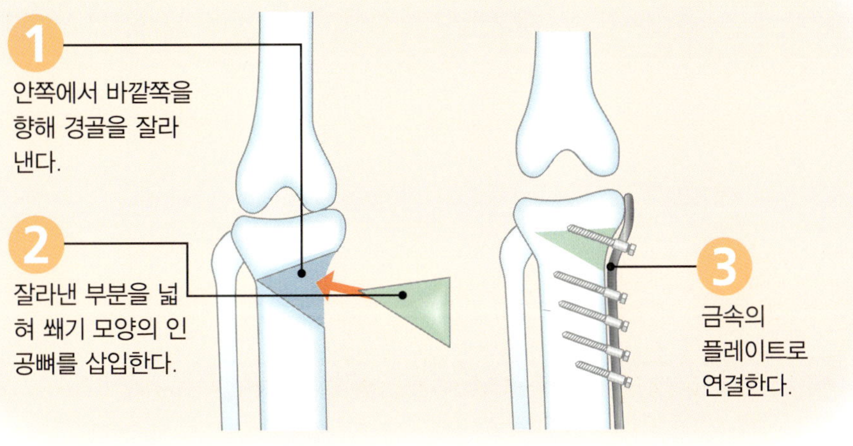

인공관절치환술

무릎관절의 손상된 부분을 제거하고, 인공관절로 대체하는 수술이다. 변형의 정도가 매우 심하고, 통증에 의해 일상생활에 지장을 주거나 고위 경골 절골술로는 회복이 어려운 상태에 시행한다.

손상 정도에 따라 무릎관절 전체를 인공관절로 대체하는 '전치환술(TKA)'과 대퇴골과 경골의 안쪽만 인공관절로 대체하는 '반치환술(UKA)'이 있다.

또한, 전치환술에는 절개 부위를 최소화한 '최소 절개 인공관절치환술(MIS)'도 있지만 고난도의 술기를 요한다.

인공관절은 티타늄 합금 혹은 코발트·크롬 합금, 세라믹, 폴리에틸렌 등으로 만들어져 대퇴골쪽의 '대퇴골 컴포넌트'와 관절연골 역할을 하는 폴리에틸렌제의 '경골 인서트', 슬개골을 대체하는 '슬개골 컴포넌트' 등의 부속품으로 구성되어 있다.

수술의 절차로는 슬개골의 안쪽부터 절개하여 마모된 관절연골을 절제한다. 인공관절의 형태에 맞춰, 대퇴골과 경골의 뼈를 깎아낸다. 이 부분에 인공관절을 삽입해 의료용 시멘트나 스크류 등으로 고정하고 봉합한다. 수술시간은 1시간 정도이다.

인공관절 부분이 원활히 움직이게 되어 부하가 가해져도 통증이 없다. 수술 다음날부터 보행 연습이 시작된다. 입원 기간은 1개월 정도로, 그동안 재활치료를 실시한다. 퇴원할 무렵에는 거의 원래대로의 생활로 돌아갈 수 있으므로, 조기에 사회복귀가 가능하다는 장점이 있다. UKA나 MIS의 경우는 더욱 단축되어, 2주 정도의 입원이면 된다. 인공관절의 수명도 늘어나 현재는 20년 정도이다. 단, 무릎을 꿇거나 격렬한 운동은 할 수 없는 등 어느 정도 제한이 있다. 또한, 관절이 마모되고 느슨해지면, 재수술이 필요할 수 있다.

용어해설

인공관절 : 대퇴골부와 경골부의 본체는 금속이지만, 경골부 상면과 슬개골의 표면은 폴리에틸렌으로 되어 관절연골의 기능을 한다.

인공관절치환술

무릎의 변형이 심하고, 다른 방법으로 개선되지 않는 경우에 시행한다.

전치환술(TKA)

1. 슬개골의 안쪽에서 10~15cm 정도 절개한다.

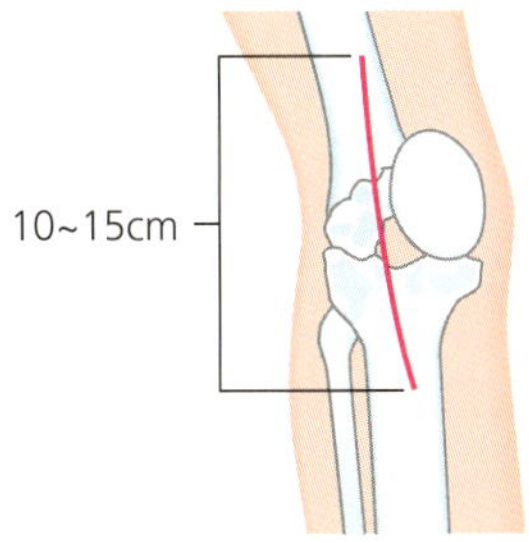

2. 손상된 관절연골을 제거한다.

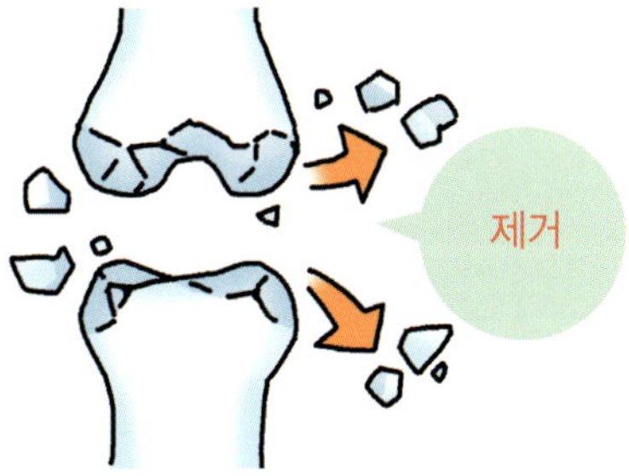

3. 인공관절에 맞게 대퇴골과 경골을 잘라낸다.

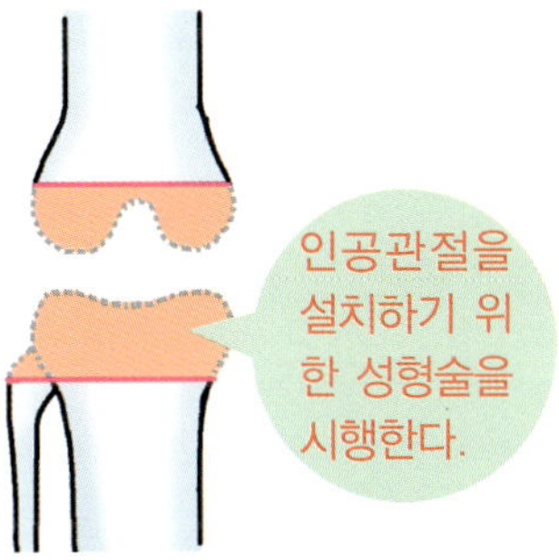

4. 인공관절을 삽입하고 시멘트나 스크류로 고정한다.

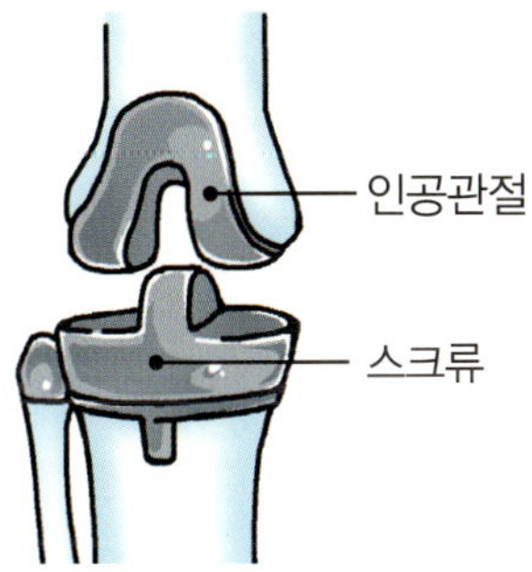

장점

- 말기 환자에게 시행할 수 있다.
- 통증이 빨리 호전된다.
- 입원 기간이 짧다.
- 조기에 사회복귀가 가능하다.

단점

- 쭈그려 앉거나, 무릎을 꿇는 등 무릎을 깊게 구부리는 동작을 할 수 없다.
- 무릎에 큰 충격이 가해지는 운동은 피해야 한다.
- 관절이 마모되거나 느슨해지면 재수술이 필요하다.

Chapter 4

그림으로 쉽게 이해하는 허리·무릎 통증

반월판 절제술·반월판 봉합술

손상된 반월판이 심한 통증이나 운동 제한을 유발하는 경우에 관절경하 수술을 시행한다. (몸에 부담이 적다) 반월판은 연골 성분으로 이루어져, 혈류가 부족해 손상된 경우 기능 회복이 어려운 조직이다.

젊은 사람에서 운동 등에 의한 급성 외상일 때, 파열 부위가 바깥 둘레 쪽으로 혈류가 좋은 경우에 한해 반월판 봉합술이 가능한 경우가 있다. 어려운 수술이지만 봉합으로 파열된 곳이 붙으면 기능 회복을 기대할 수 있다 .

노화에 따라 서서히 변형성 파열된 반월판은 봉합해도 회복되지 않으므로 손상된 부분을 절제하는 '반월판 절제술'을 시행한다. 통증과 가동 범위 제한이 일시적으로 개선된다.

수술시간은 1~2시간, 입원 기간은 절제의 경우 1주일 정도, 봉합은 2주 정도이다.

인대 재건술

인대가 파열되거나 슬개골이 탈구되기 쉬워졌을 때는 인대 재건술을 시행한다.

● 전방십자인대 재건술

무릎관절의 4개 인대 중 특히 '전방십자인대'가 파열되면 관절의 제동성이 떨어지고, 보행이 불안정해진다. 직접 봉합하는 것은 어렵기 때문에 불안정성이 개선되지 않는 경우에는 추후 재건술을 시행한다.

'자가건 이식'이라고 하여, 우선 무릎 주변에서 건(힘줄)을 채취한다. 원래 십자인대가 지나는 부위에 구멍을 뚫고 이식한 양 끝을 나사나 버튼으로 고정한다. 수술은 관절경을 이용하여 이뤄지며, 입원 기간은 1~2주 정도이다. 이식된 건이 어느 정도 강도를 회복하기까지는 시간이 필요하므로 장기적 재활치료를 요한다. 가벼운 조깅이나 근력운동이 가능하기까지 3~4개월, 본격적인 운동에 복귀하기까지는 8~9개월이 소요된다.

용어해설

관절경 : 내시경의 하나로, 가는 관 끝에 렌즈와 라이트가 달려있다. 모니터에 확대한 영상이 출력되기 때문에, 환부의 상태를 상세하게 알 수 있다는 장점이 있다.

무릎의 수술

반월판 절제술·반월판 봉합술

손상된 반월판을 절제 또는 봉합한다.

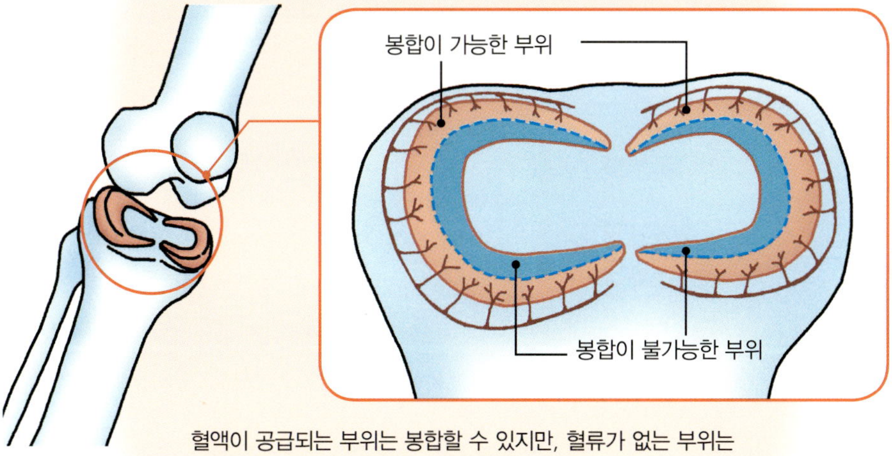

혈액이 공급되는 부위는 봉합할 수 있지만, 혈류가 없는 부위는 봉합할 수 없기 때문에 파손된 부분을 절제한다.

전방십자인대 재건술

인대의 손상으로 보행·운동이 불안정해진 경우 시행

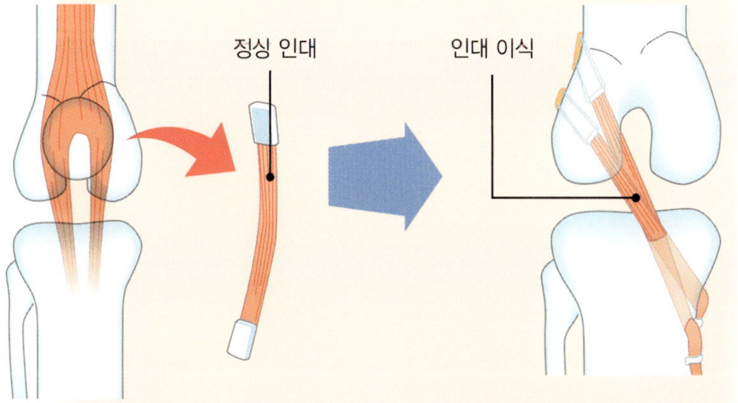

1 정상 인대를 채취

2 대퇴골과 경골에 구멍을 뚫고, 이를 통해 인대를 이식 후 금속으로 고정한다.

● 무릎관절 내측슬개대퇴인대 재건술

격렬한 운동 등으로 슬개골을 고정하는 내측슬개대퇴인대가 손상되면 슬개골이 바깥쪽으로 탈구되기 쉽다. 이런 경우 시행하는 것이 무릎관절 내측슬개대퇴인대 재건술이다.

무릎의 안쪽에서 채취한 햄스트링 건(힘줄)이나 인공인대를, 본래 내측슬개대퇴인대가 있던 부위에 이식하여 금속으로 고정한다. 수술은 관절경을 이용해 시행하며, 입원 기간은 2주 정도이다. 본격적으로 운동에 복귀하기까지는 8~9개월이 소요된다.

관절고정술

관절의 파괴나 통증이 극심하여 다른 방법으로는 개선을 기대할 수 없을 경우에 시행한다. 관절의 연골을 전부 절제하고 뼈끼리 접촉시켜 무릎관절을 편 상태로 나사나 플레이트로 고정하여 관절이 없는 상태로 만든다.

이 수술을 하면 통증은 소실되지만 관절을 전혀 움직일 수 없게 된다. 관절을 움직이는 기능이 없어지기 때문에 다양한 지장을 초래한다. 인공관절치환술 등 다른 치료법이 현저히 진보한 지금, 변형성 무릎관절증에서는 '관절고정술'은 거의 이용되지 않는다.

무릎의 물 빼기

무릎관절 내에 염증이 발생해 관절액이 비정상적으로 분비되어 무릎에 물이 찬 상태, 즉 관절수종은 주사 바늘로 관절액을 빼내는 것(관절천자)이 가능하다.

무릎에 물이 차면 관절 내 압력이 증가하여 통증이 악화된다. 따라서 근육이 긴장하고 혈액순환이 악화되어 관절 내 노폐물이 배출되지 못한다. 이것이 또 다른 염증을 초래하고, 점점 물이 차게 되는 악순환에 빠지게 된다. 단, 관절액을 제거해도 염증이 개선되지 않으면, 곧 다시 물이 차게 된다. 관절천자뿐만 아니라 염증을 억제하는 약물치료, 주사치료 등을 병행할 필요가 있다.

용어해설

햄스트링 : 허벅지 뒤쪽에 있는 근육의 총칭. 대퇴이두근, 반막양근, 반건양근으로 구성된다. 무릎을 굽히거나 다리를 뒤로 찰 때 작용한다.

무릎의 수술과 주요 처치

무릎관절 내측슬개대퇴인대 재건술

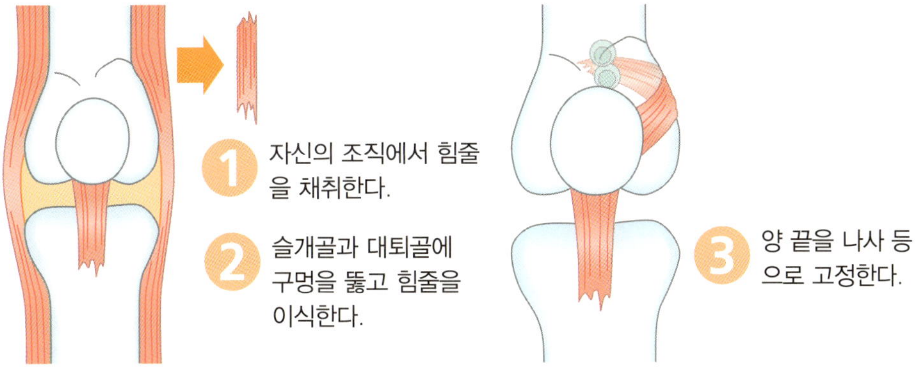

무릎의 물 빼기

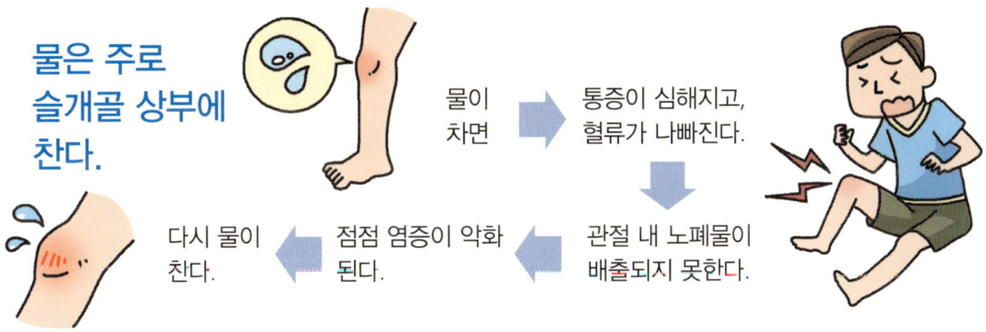

처치

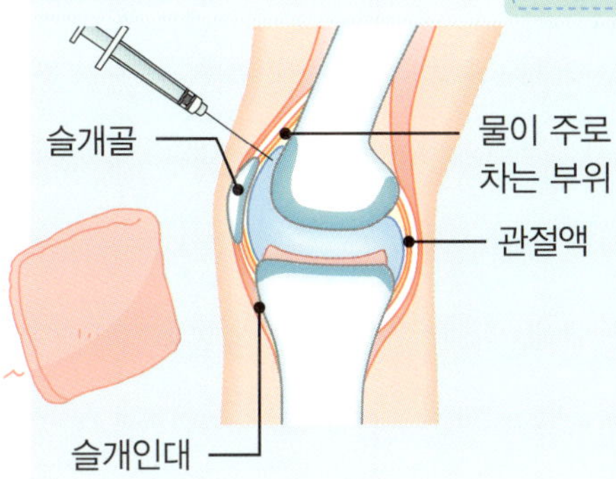

- 주사 바늘로 물을 빼낸다.
  염증을 억제하기 위한 약물치료와 히알루론산 주사, 스테로이드 주사 등을 시행한다.
- 온열요법으로 혈행을 촉진한다.

POINT 무릎의 물을 빼낼 뿐만 아니라, 동시에 약물치료와 관절 내 주사를 병행할 필요가 있다.

무릎 통증치료에 사용되는 약물

관절 내에 치료제를 직접 주사하기도

무릎 통증의 경우도 요통과 마찬가지로 통증의 정도에 따라 소염진통제가 사용된다. 또한, 관절 내에 직접 히알루론산이나 스테로이드제를 주사하기도 한다.

● 소염진통제

무릎이 아프면 움직이는 것이 귀찮아진다. 그러면 근력이 저하되고, 관절도 굳어 보행능력이 저하된다. 혈액순환도 나빠지고, 통증이 심해진다. 이러한 악순환을 끊기 위해서는 통증을 완화시키는 것이 우선이다.

무릎 통증에 가장 많이 쓰이는 소염진통제는 비스테로이드성 소염진통제(NSAIDs)이다. 외용약, 내복약, 좌약 등의 형태가 있다.

외용약에는 바르거나 붙이는 약제가 있어 사용이 간편하지만, 국소적인 효과 밖에 기대할 수 없고, 사람에 따라서는 피부발진이 생기는 경우도 있다.

내복약은 외용약보다 효과가 높아 널리 이용된다. 외용약과 병용하면 효과가 더욱 커진다. 단, 장기간 사용하면 위의 통증이나 불쾌감, 식욕부진 등의 위장관장애가 발생할 수 있다. 최근에는 이러한 부작용이 적은 'COX-2 선택적 억제제'도 등장하였다. 좌약은 효과가 빠르고 효능도 강력하다. 통증이 매우 심할 때 사용된다.

그 밖에 해열·진통 작용이 있고, 비교적 안전성이 높은 아세트아미노펜도 자주 쓰인다.

통증이 심하고, 비스테로이드성 소염진통제나 아세트아미노펜으로 효과가 없는 경우에는 강력한 진통 작용이 있는 마약 계통의 오피오이드를 사용하기도 한다. 오피오이드에도 내복약과 외용약이 있다.

용어해설

히알루론산 : 무코다당류의 하나로, 세포 사이나 조직 사이를 연결하는 작용이 있다. 보수력(수분을 유지하는 능력)이 뛰어나 1그램으로 수 리터의 물을 유지할 수 있다고 한다.

무릎 통증치료에 사용되는 주요 진통소염제

요통과 마찬가지로 통증의 정도에 따라 소염진통제가 선택된다(p. 105 참조).

비스테로이드성 소염진통제(NSAIDs)

특징 통증과 붓기를 유발하는 프로스타글란딘의 생산을 억제한다.

종류 외용약, 내복약, 좌약

부작용 위통, 위의 불쾌감, 식욕부진 등

외용약

- 도포제(바르는 약)와 첩부제(붙이는 약)가 있다.
- 부작용이 적다.
- 국소에는 효과적이다.
- 피부에 염증이 나타나기도 한다.

내복약

- 가장 사용 빈도가 높다.
- 폭넓은 효과를 기대할 수 있다.
- 장기 복용에 따른 부작용이 발생하기 쉽다.
- 부작용이 적은 타입도 개발되고 있다.

좌약

- 통증이 심할 때 쓰인다.
- 즉효성이 있다.
- 내복약보다 효과가 강력하다.
- 익숙하지 않으면 사용하기 어렵다.

아세트아미노펜

특징 열을 내리고, 통증을 완화시킨다.

종류 내복약

부작용 위통, 식욕부진 등

오피오이드

특징 강한 진통 작용으로 심한 통증도 억제한다.

종류 내복약, 첩부약

부작용 변비, 구역, 구토, 졸음 등

● 히알루론산 주사

히알루론산은 관절액의 주성분으로 관절연골을 보호하고 관절의 움직임을 원활하게 해주는 작용이 있다.

변형성 무릎관절증에서는 히알루론산이 감소하기 때문에 관절연골이 마모되어 염증이 발생하기 쉬워진다.

따라서 히알루론산을 관절에 직접 주입하여 보충하는 것이 '히알루론산 주사'이다. 이를 통해 관절연골의 파괴를 막고, 염증을 억제해 통증을 완화시킨다.

일반적으로 일주일에 한번 씩 5주 연속(역주, 한국에서는 3주) 주사한다. 이후 증상에 따라 한 달에 수회 주사한다. 다음에 설명한 스테로이드 주사에 비하면, 효과가 나타나기까지 걸리는 시간이 길지만, 통증이나 염증을 억제하는 작용이 더 오래 지속된다고 한다. 부작용이 거의 없는 것도 큰 장점이다.

단, 히알루론산 주사가 효과를 발휘하는 것은 초기에서 중기까지로, 관절연골의 파괴가 진행된 말기에는 효과를 기대하기 힘들다. 히알루론산의 효과를 높이기 위해서는 조기에 주사치료를 시작하는 것이 중요하다.

● 스테로이드 주사

염증이 매우 심하고, 소염진통제나 히알루론산 주사에도 통증이 경감되지 않을 때 스테로이드계 항염증제를 관절 내로 주사한다. 이것이 '스테로이드 주사'이다. 스테로이드는 즉효성이 있고, 강력한 항염증 작용으로 염증을 완화시켜 통증을 호전시킨다. 극적으로 개선되기도 하지만, 자주 사용하면 부작용이 우려된다. 오히려 관절연골을 손상시킬 수도 있으므로 신중하게 투여해야 한다.

서양의 연구에서는 3개월 이상 간격을 두고 1년에 2회까지 사용한다면 부작용의 우려는 거의 없다고 하였다.

관절액이 무릎에 차는 '관절수종'에서도 관절액을 제거한 후 염증을 억제하기 위해 히알루론산이나 스테로이드를 주사하기도 한다.

용어해설

스테로이드제 : 부신피질 호르몬 중, 당질코르티코이드라는 성분을 화학적으로 합성한 것. 다양한 질환의 치료에 사용된다.

무릎관절 내 주사

히알루론산 주사

초기에서 중기의 증상에 효과적

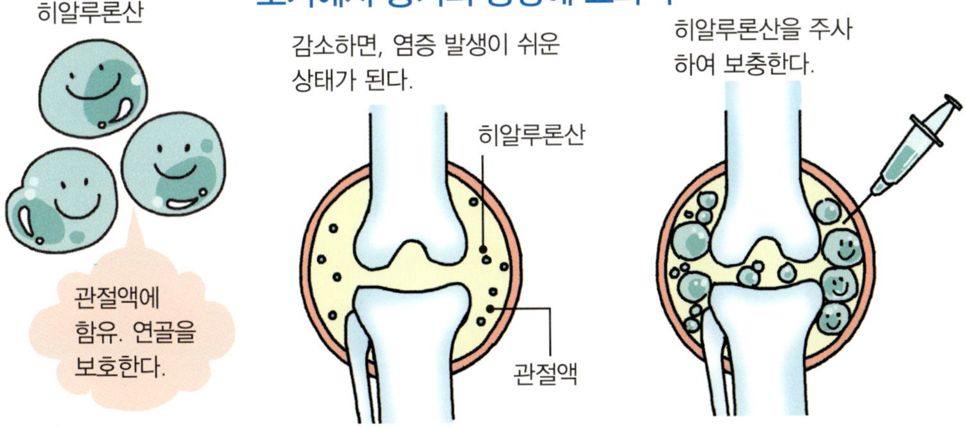

히알루론산 주사의 효과

- 연골을 보호한다.
- 관절의 움직임을 원활하게 한다.
- 무릎관절의 염증이나 통증을 완화시킨다.
- 관절의 탄력을 회복시킨다.

스테로이드 주사

통증이 심하고, 다른 약물치료로 효과가 없을 때 사용된다.

스테로이드 주사의 효과

- 즉시 효과가 나타난다(즉효성).
- 항염증 효과, 진통 효과가 크다.
- 관절수종을 억제한다.

부작용

- 무릎의 통증, 부종, 발열
- 감염증의 가능성이 높아진다.
- 관절연골의 파괴

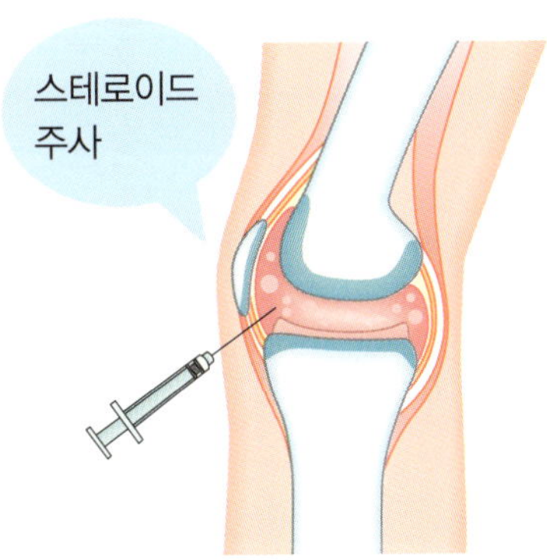

POINT 관절 내에 히알루론산, 스테로이드제를 주사하여 통증을 완화시키기도 한다.

그 밖의 치료법

보충제(supplement)

보충제에 대한 광고가 많다. 무릎 통증에 효과가 있다고 하는 것은 글루코사민과 콘드로이틴이다. 관절연골은 60~80%가 수분이 차지하고, 콜라겐이 15~20%, 나머지는 히알루론산이나 프로테오글리칸 등으로 구성된다. 글루코사민은 프로테오글리칸의 원료이며, 콘드로이틴은 구성 성분이다. 일반적으로 글루코사민에는 연골의 재생·회복 작용이, 콘드로이틴에는 연골을 보호하고, 수분을 유지하는 작용이 있다고 한다.

이러한 이유로 글루코사민과 콘드로이틴 보충제는 '무릎 통증에 효과가 있다'라고 하지만, 그 효과를 나타내는 과학적 근거가 부족하고 평가 또한, 일관적이지 않다.

습포제(파스)

일반적으로 갑자기 허리나 무릎이 아파지면, 손쉽게 구할 수 있는 것이 시판되는 습포제다. 정형외과 진료를 받아도 대부분 습포제가 처방된다(역주, 우리나라에서는 그렇지 않다). 습포제에는 크게 냉습포와 온습포, 2가지 종류가 있다.

냉습포에는 환부를 차갑게 하는 작용이 있기 때문에 염좌나 타박상 등 급성 염증이 있는 경우에 사용한다.

온습포에는 고추추출물 등의 환부를 따뜻하게 하는 성분이 배합되어 있어 혈액순환 불량에 의한 어깨결림이나 요통에 효과가 있다.

그 밖에, 경피흡수형 지속성 통증치료제 등도 있다. 최근에는 1주일마다 교체하는 오피오이드가 함유된 노스판 패치가 사용되기도 한다.

용어해설

프로테오글리칸 : 단백질과 무코다당류의 복합체. 체내에 널리 존재하며, 연골의 주성분이기도 하다. 콜라겐이나 히알루론산과 함께 조직을 유지하고 있다.

보충제와 습포제(파스)의 사용법

보충제의 복용

흔히 쓰이는 보충제

- 글루코사민
- 콘드로이틴

이들은

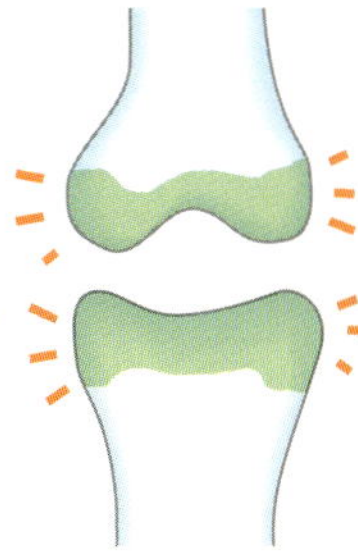

연골을 만드는 성분 및 원료이다.

단, 효과에 대해서는 과학적 근거가 부족하다.

습포제 붙이는 법

허리

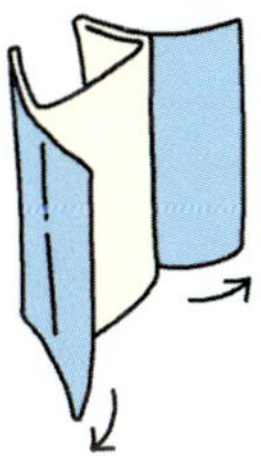

접착면이 드러나게 삼단으로 접는다.

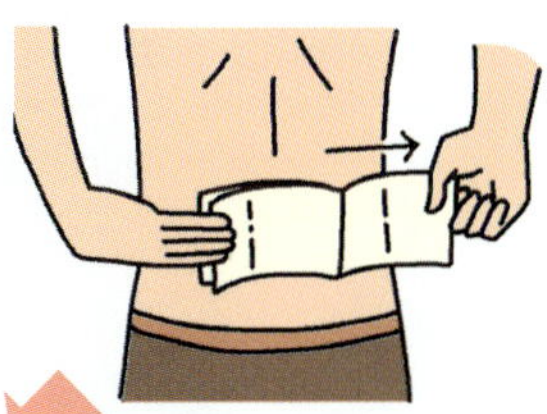

한쪽 면을 먼저 허리에 붙이고, 필름을 천천히 떼어낸다.

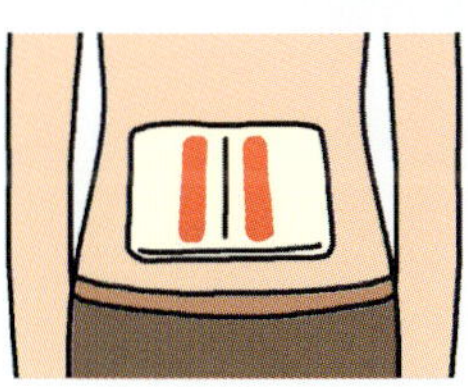

다른 쪽 필름도 떼어내고, 잡아 당기면서 붙인다.

무릎

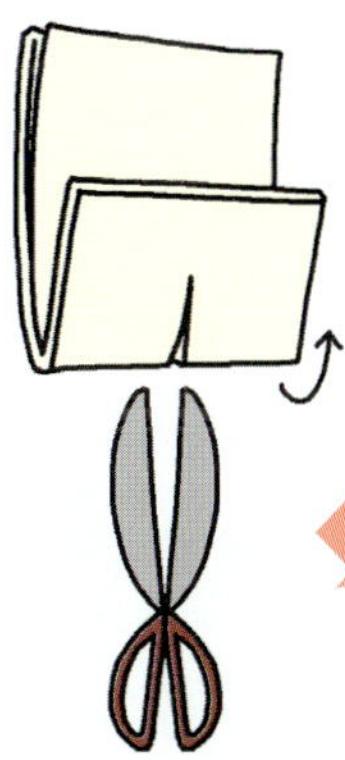

습포제를 1/3 정도 접고, 접힌 중앙에 2~3cm의 칼집을 넣는다.

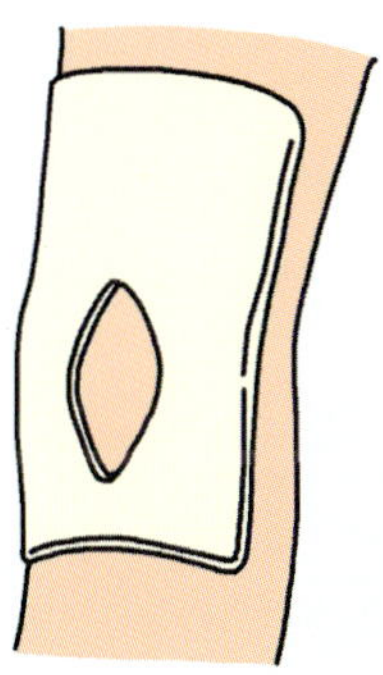

짧은 쪽을 아래, 긴 쪽을 위로하여 늘리면서 붙인다.

column

좌골신경통이란?

평소에 '좌골신경통'이라는 말이 자주 쓰이지만, 사실 이는 병명이 아니다. 엉덩이에서 허벅지 뒤쪽, 발끝까지 예리한 통증과 저림이 나타나는 증상을 통틀어 '좌골신경통'이라고 부르고 있는 것이다. 머리가 아픈 것을 '두통'이라고 하는 것과 마찬가지다.

좌골신경은 사람의 몸에서 가장 굵은 말초신경이다. 말초신경이라는 말의 이미지와는 달리 칼국수의 면처럼 두께가 있다.

그럼, 좌골신경에 대해 좀 더 자세히 알아보자.

앞서 설명한대로 허리 부근에는 마미라는 신경이 지나간다. 마미는 요신경, 천골신경, 미골신경의 3가지 척수신경으로 구성되어 있고, 각 신경은 추간공이라는 구멍을 통해 척주관을 빠져나와 바깥으로 주행한다.

제4·제5요신경과 제1~제3천골신경이 척주관을 나와 하나로 합쳐진 것이 좌골신경이다.

좌골신경은 엉덩이에서 허벅지 뒤쪽을 지나 오금(무릎 뒤쪽)에서 두 신경으로 나뉜다. 정강이 바깥쪽에서 발등으로 주행하는 '총비골신경'과 장딴지에서 발바닥으로 주행하는 '경골신경'이다.

마미가 압박되면 엉덩이나 다리, 발끝이 아프고 저리는 것은 이 때문이다. 엉덩이나 다리에는 이상이 없고, 진짜 원인은 허리에 있는 것이다.

그러므로, '병명은?'이라고 묻는다면, 실제 원인인 허리의 질환, 예를 들면 '추간판탈출증' 등이 되는 것이다.

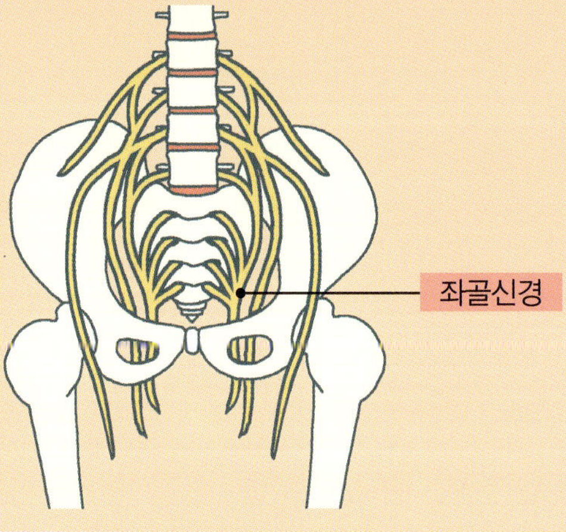

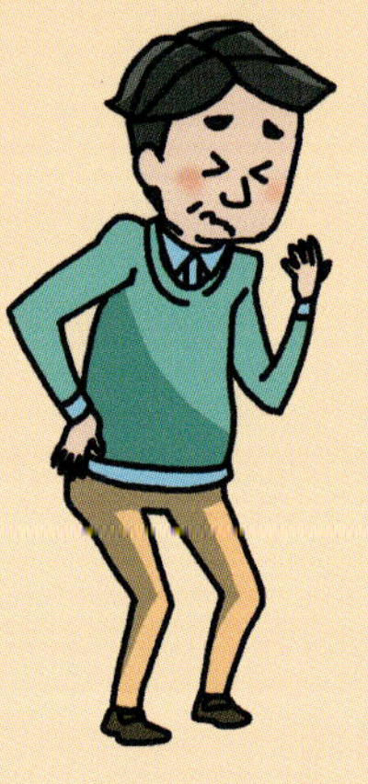

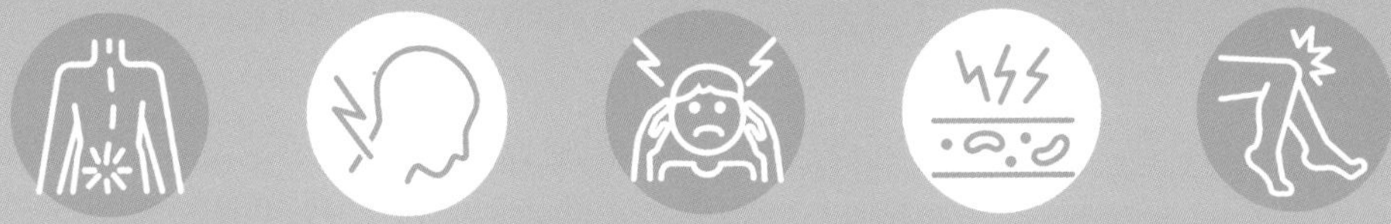

Chapter

5

요통·무릎 통증에 지치지 않는 몸으로!

허리나 무릎 통증은 생활습관 때문에 발생한다고 한다. 생활습관을 점검하여 요통이나 무릎 통증을 유발하는 요인은 없는지 체크해보자. 스스로 할 수 있는 개선방법을 찾아내 적극적으로 시도해보자.

요통 · 무릎 통증을 부르는 생활습관

바른 자세를 유지하자

요통이나 무릎 통증을 개선하기 위해서는 우선 생활습관을 점검하는 것이 중요하다. 특히 나쁜 자세는 요통이나 무릎 통증을 부르는 큰 요인이 되고 있다. 가능한 한 바른 자세를 유지하도록 노력해보자. 바른 자세란 척추가 자연스러운 S자 곡선을 이루는 상태이다. 서 있을 때는 턱을 가볍게 당기고 정면을 바라본다. 어깨에는 힘을 빼고 배에는 가볍게 힘을 주며, 등과 무릎을 자연스럽게 편다. 바른 자세로 서면 엄지발가락 부근으로 무게 중심이 오게 된다.

의자에 앉을 때에는 등을 펴고, 아랫배에 가볍게 힘을 주며, 허리와 허벅지의 각도가 거의 직각이 되도록 의자에 깊숙이 앉는다. 이때 발바닥 전체가 지면에 닿는 정도의 높이가 최적이다.

차를 운전할 때도 시트를 뒤로 너무 젖히거나 반대로 핸들과의 거리가 너무 가까우면 허리와 무릎에 부담을 준다.

핸들을 잡을 때 팔꿈치가 가볍게 굽혀지고, 발을 페달에 둘 때 무릎이 고관절보다 약간 높아지도록 시트의 위치를 조정하자.

걸을 때는 바른 자세로 서서 정면을 보며 양손을 가볍게 쥔다. 앞으로 내디딘 발은 발꿈치부터 착지하고, 발끝으로 지면을 차고 나간다. 등과 무릎을 자연스럽게 펴고, 양팔을 리드미컬하게 흔들며 걷는다. 운동 부족도 요통이나 무릎 통증의 원인이 되므로 워킹, 근력운동 등 적당한 운동을 일상화하자. 또한, 장시간 앉거나 선 자세로 오래 있어야 하는 작업, 구부정한 자세나 숙이는 자세가 많은 작업, 무거운 것을 드는 작업을 하는 사람도 주의가 필요하다. 휴식 중에 스트레칭 등으로 몸을 움직여 보자.

용어해설

스트레칭 : 스트레칭은 당기다, 늘이다의 의미로, 근육의 긴장을 풀고 유연성을 높여 관절의 가동 범위를 넓히는 등의 목적으로 실시하는 체조이다.

바른 자세

서 있을 때

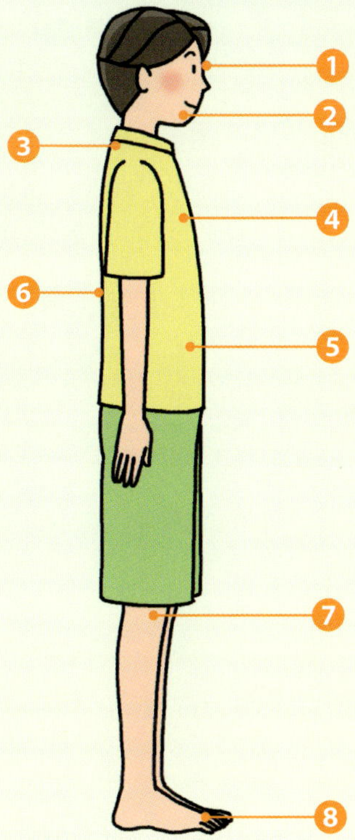

❶ 시선은 정면을 향한다.
❷ 턱을 가볍게 당긴다.
❸ 어깨에 힘을 뺀다.
❹ 무리하게 뒤로 젖히지 않는다.
❺ 배에 가볍게 힘을 준다.
❻ 등을 자연스럽게 편다.
❼ 무릎을 편다.
❽ 무게 중심은 엄지발가락 부근으로

앉아 있을 때

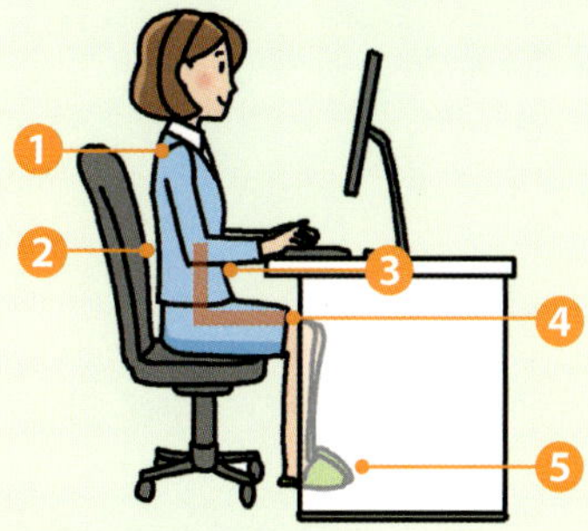

❶ 등을 자연스럽게 편다.
❷ 의자의 등받이와 허리 사이에 주먹 하나가 들어갈 정도
❸ 아랫배에 가볍게 힘을 준다.
❹ 허리와 허벅지 각도는 거의 직각으로
❺ 발바닥 전체가 바닥에 닿는 정도의 높이

운전할 때

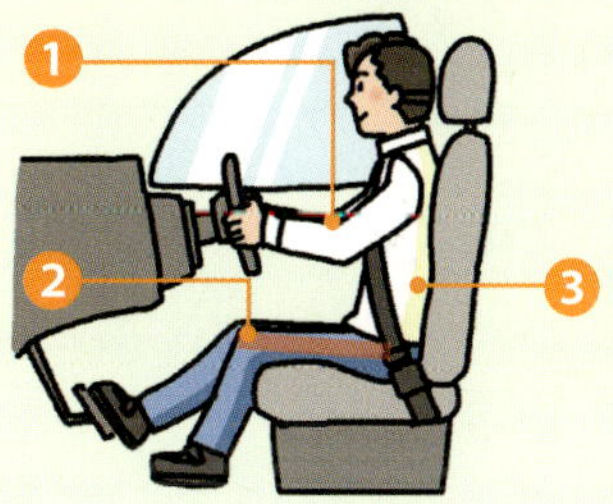

❶ 팔꿈치를 가볍게 굽힌다.
❷ 무릎이 고관절보다 약간 높이 오도록
❸ 쿠션을 대면 등이 펴지고, 편해진다.

이런 자세나 동작은 NG!

- 책상다리 자세
- 옆으로 앉기
- 한쪽 무릎을 세우고 앉기
- 무릎을 감싸고 앉기
- 한발로 서서 옷갈아 입기
- 앞으로 상체를 구부린 자세
- 허리를 반쯤 숙인 자세
- 무릎을 편 채로 물건을 들어올리기
- 한 손으로 무거운 물건 들기
- 갑작스런 동작

보조기를 제대로 활용해보자

용도에 맞는 선택

요통이나 무릎 통증의 치료에는 보조기를 빼놓을 수 없다. 잘 활용해서 통증도 완화시키고, 질환의 진행도 막아보자.

● 보조기

무릎 통증에 효과적이며, 무릎관절의 안정과 보온에 도움이 된다. 크게 신축성이 있는 천 재질의 보온형(sleeve)과 버팀대가 달린 고정형으로 나눌 수 있다. 각각 종류가 다양하므로 착용해보고 고르자.

● 코르셋

복압을 높여 요추를 안정시키며, 허리의 큰 움직임을 제한하여 안정을 유지하고, 허리를 보호하며, 바른 자세를 유지하는 등의 기능이 있다.

골절의 급성기나 수술 후에 사용되는 경성(solid) 코르셋과 일반적인 요통에 사용되는 연성 코르셋, 간편히 구매할 수 있는 간이 코르셋 등 종류가 많다.

시판되는 기성품의 사이즈를 확인하지 않고 구입하는 것은 피하고, 병원에서 의사의 처방을 받도록 하자.

사이즈별 간편형은 급성기의 요통에 사용되며, 만성 요통이나 척추전방전위증 등에 의한 고정술 후 불안정성이 있을 때는 맞춤형으로 제작한다.

일반적인 요통의 경우는 통증이 누그러지면 보조기를 벗고 운동치료 등으로 바꿔 나가도록 하자.

● 지팡이

지팡이를 사용하면 체중 부하가 분산되어 무릎의 부담이 가벼워지고, 낙상 예방에도 도움이 된다. 지팡이는 종류가 다양하고 최근에는 디자인이 세련된 것도 많아졌다. 들기 쉽고, 자신의 키에 맞는 것을 고르는 것이 중요하다. 잘 모르는 경우에는 병원에서 재활치료사와 상담한 후에 구입하는 것이 좋다.

용어해설

코르셋 : 의료용 경성 코르셋이나 연성 코르셋은 의지보조기 기사가 환자의 증상이나 체격에 맞게 맞춤형으로 만들 수 있다. 건강보험의 혜택을 받을 수 있다.

주요 보조기 제품

보조기

고정형

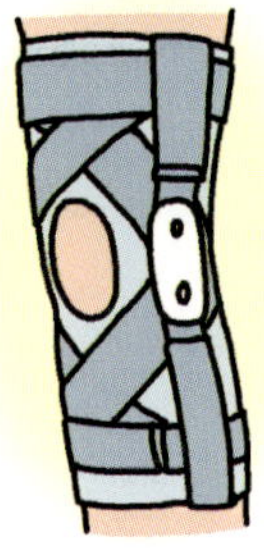

- 버팀대가 붙어있어 무릎을 안정시키는 효과가 있다.
- 인대 손상용은 다양한 종류가 있으므로 의사와 상담하자.
- 의사의 지도에 따라 착용하자.

보온형(sleeve)

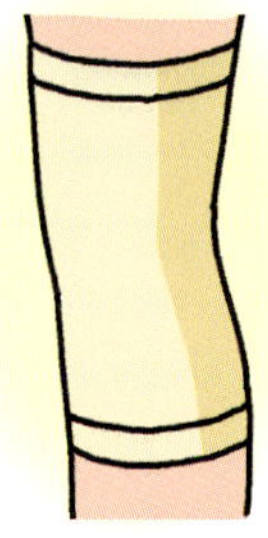

- 부드러운 신축성이 있는 천으로 되어 있어 보온효과가 있다.
- 너무 조이지 않는 적당한 사이즈를 고른다.
- 변형성 무릎관절증 등에 사용된다.

코르셋

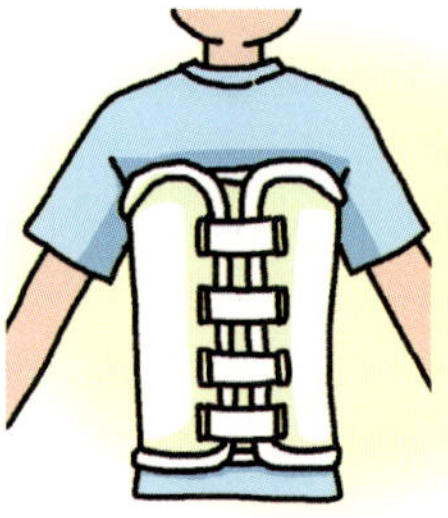

경성 코르셋

- 골절 급성기나 수술 후에 착용한다.
- 플라스틱이나 금속 재질로 되어있어 단단하다.

연성 코르셋

- 요통 전반에 걸쳐 사용된다.
- 금속 등의 버팀대가 들어있고, 메시 등 탄력이 있는 소재로 만들어진다.

간이 코르셋

- 허리를 삐끗하거나 만성 요통 등에서 널리 이용된다.
- 신축성이 있는 천 재질
- 의사의 처방 또는 약국, 스포츠용품점에서도 구입 가능하다.

지팡이

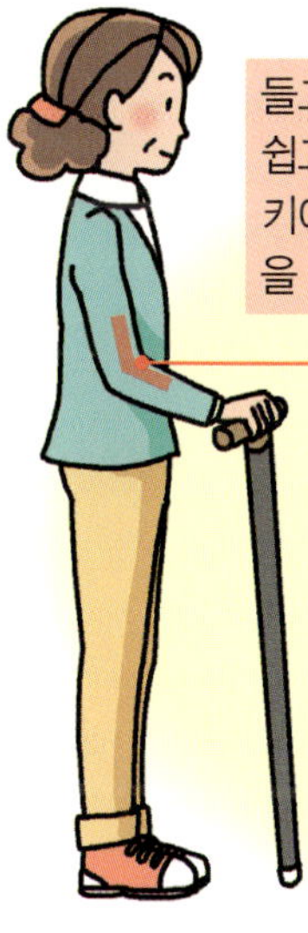

들고 다니기 쉽고, 자신의 키에 맞는 것을 고른다.

짚었을 때 무릎이 30도 정도 굽혀지는 길이가 좋다.

T자형

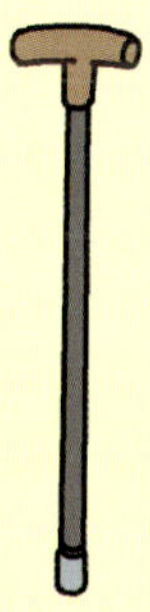

- 가장 널리 쓰인다.

전완고정형

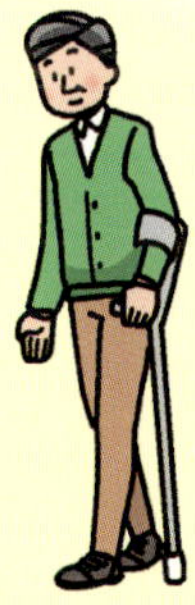

- 팔을 끼워 고정할 수 있다.
- 악력이 약해도 사용할 수 있다.

네다리형

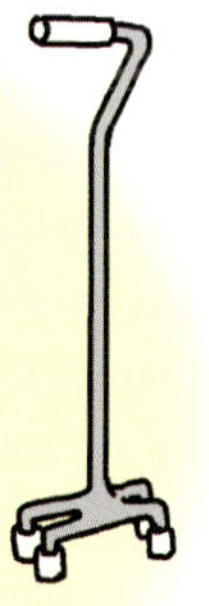

- 안정성이 높다.

재활치료사와 상담한 후에 구입하는 것이 좋다.

운동치료

요통 체조로 재발을 예방하자

운동치료는 요통과 무릎 통증 모두에 효과적이다. 단, 통증과 저림이 심할 경우에는 무리하지 않아야 한다. 어느 정도 증상이 완화되면 가벼운 스트레칭부터 시작해 서서히 운동의 강도를 높여보자.

운동의 기본은 스트레칭과 근력운동이다. 요통은 주로 배와 등 근육을 단련한다.

A 등과 허리 스트레칭

1. 다리를 펴고 바로 눕는다.
2. 한쪽 무릎을 양손으로 감싸, 심호흡을 하며 천천히 가슴 쪽으로 당겨, 10초간 유지한다.

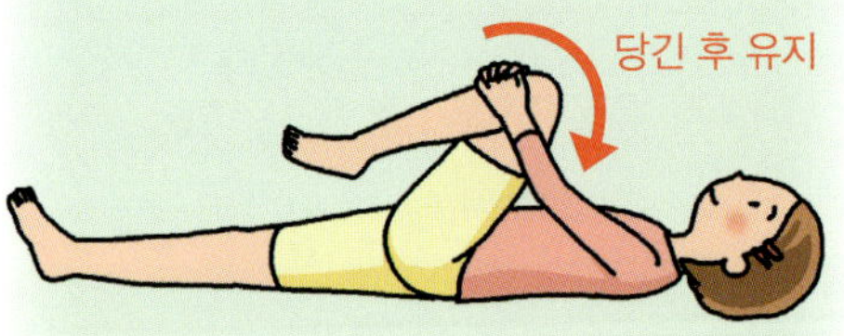

3. 반대쪽도 같은 방법으로 실시한다.

B 허벅지 뒤쪽 스트레칭

1. 바로 누워, 한쪽 다리를 직각으로 올리고, 양손으로 오금을 받친다.
2. 무릎을 굽혔다가 천천히 편다.
3. 최대한 편 상태에서 10초간 유지한다.

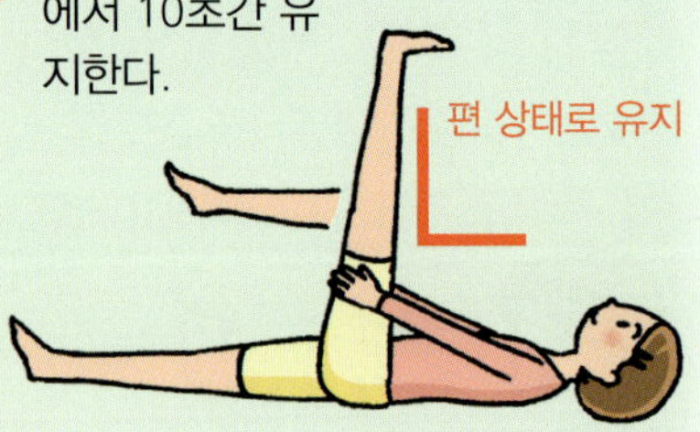

4. 반대쪽도 같은 방법으로 실시한다.

A·B를 **1일 2세트(1세트 = 10회)** 이상 실시한다.

용어해설

근력운동 : 근력을 강화하거나 근육량을 증가시키기 위해 실시하는 운동. 근육에 적당한 부하를 가해 단련하고, 건강 유지에 도움이 된다.

A 복근운동

1. 바로 누워 양쪽 무릎을 세우고, 턱을 당긴 채, 배에 힘을 주어 천천히 상체를 일으켜 세운다.
2. 45도 세워진 상태로 5초간 유지한다.

○ 45도가 힘들다면 가능한 범위로만 해도 된다.

× 반동을 주며 상체를 들어올리면 안 된다.

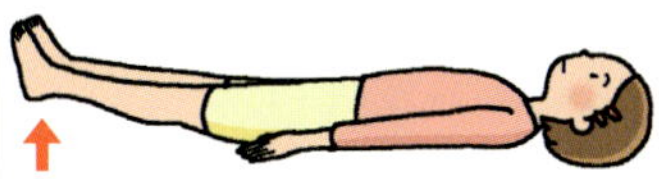

이 운동으로 요통이 발생한다면, 바로 누워 양쪽 발을 살짝 들어 올리고, 5초간 유지하는 방법으로 바꾼다.

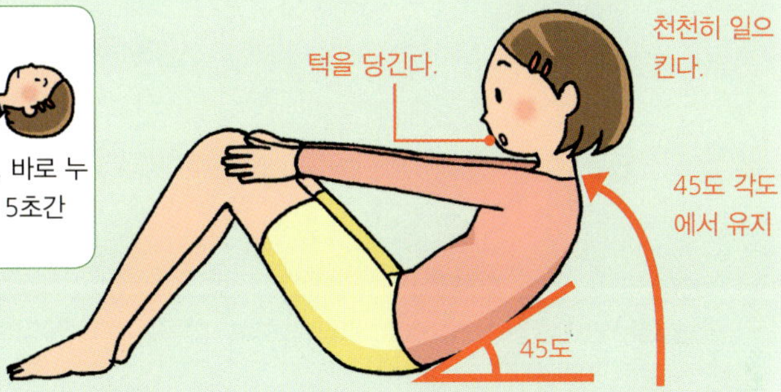

B 등 근육운동

1. 엎드려서 배 아래에 쿠션이나 베개를 받친다.
2. 턱을 당기고 다리를 바닥에 댄 채, 등 근육에 힘을 주어 천천히 상체를 들어 올린다.
3. 10cm 정도 올라간 상태에서 5초간 유지한다. 동시에 엉덩이에 힘을 주면 보다 효과적이다.

○ 10cm 정도가 힘들다면, 가능한 정도만 해도 된다.

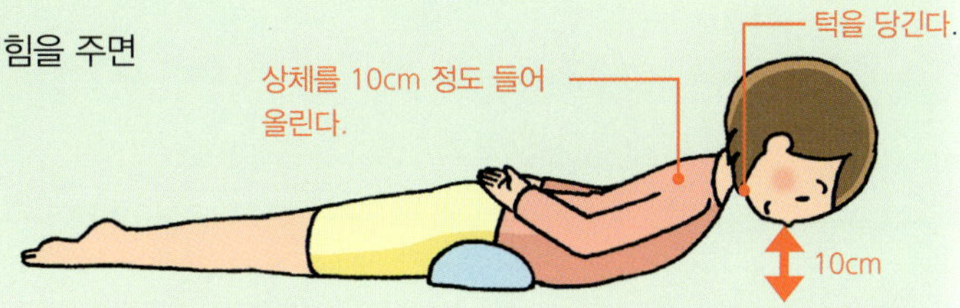

A·B를 1일 2세트(1세트 = 10회) 이상 실시한다.

무릎 통증 체조로 보행 기능을 향상시키자

무릎 통증에서는 주로 허벅지의 앞쪽 근육·대퇴사두근을 단련한다. 대퇴사두근은 무릎을 펴는 것뿐만 아니라 무릎관절을 지지하는 기능을 한다. 이 근육을 단련하면 무릎관절이 안정되므로 무릎의 부담이 줄어든다. 통증이 없는 범위에서 운동해보자. 지속하는 것이 중요하다.

무릎 스트레칭

1. 무릎을 펴고 앉는다.
2. 무릎에 힘을 주고, 오른쪽 다리의 발끝을 뻗고 5초간 유지한다.
3. 무릎에 힘을 주고, 오른쪽 다리의 발끝을 세우고 5초간 유지한다. 반대쪽도 같은 방법으로 실시한다.

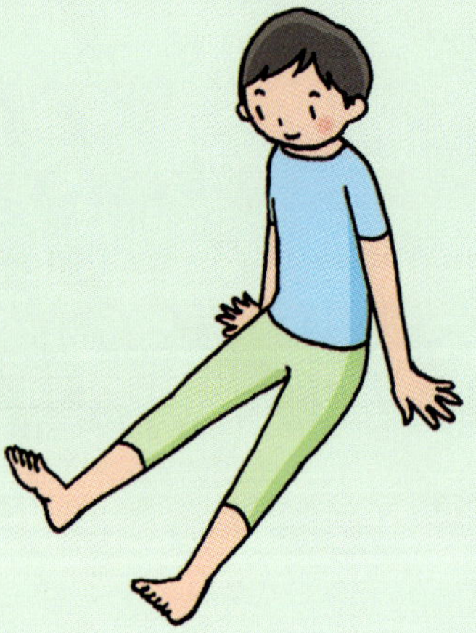

양쪽 각 1세트(1회)씩 실시한다.

무릎 스트레칭

1. 다리를 가볍게 벌리고 바닥에 앉아 오른쪽 무릎을 쭉 편다.
2. 등을 펴고, 오른쪽 다리를 향해 천천히 상체를 기울인다.
3. 그 자세를 10초간 유지한 후 제자리로 돌아온다.
4. ❷~❸을 3~5회 정도 반복한다. 반대쪽도 같은 방법으로 실시한다.

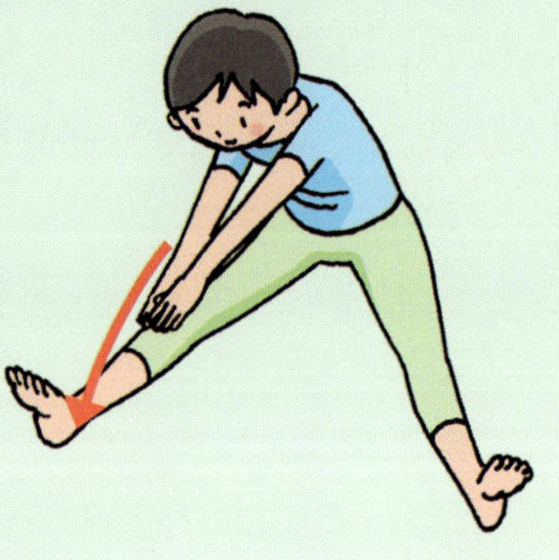

양쪽 각 1세트(3~5회)씩 실시한다.

용어해설

대퇴사두근 : 대퇴골 앞쪽 4개의 근육(대퇴직근, 중간광근, 외측광근, 내측광근)의 총칭. 전신 근육 중 가장 크고 강하다.

다리 올리기 체조

1. 다리를 쭉 펴고 바로 누워, 오른쪽 무릎이 90도가 되도록 굽히고, 왼쪽 발목은 직각으로 세운다.
2. 왼쪽 다리를 천천히 10cm 들어 올리고 그 상태로 5초간 유지한다.
3. 왼쪽 다리를 원래대로 바닥에 천천히 내리고, 2~3초간 휴식한다.
4. ❶~❸을 20회 반복한다. 반대쪽도 같은 방법으로 실시한다.

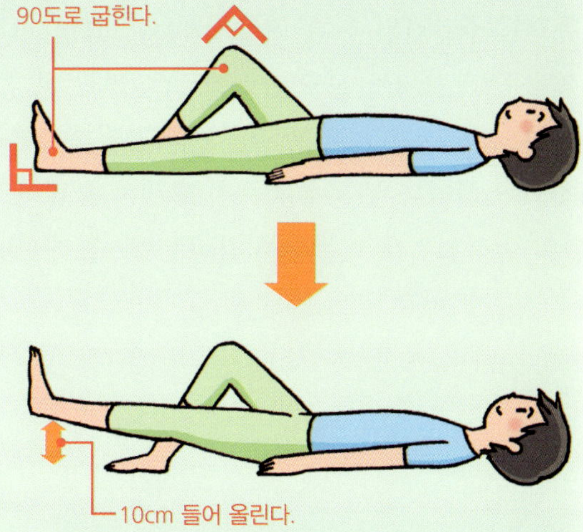

양쪽 각 1세트(20회)씩 실시한다.

옆으로 올리기 체조

1. 바닥에 옆으로 누워 손을 편한 위치에 두고 아래쪽 무릎을 90도로 굽힌다.
2. 위쪽 다리를 편 채로 10cm 들어 올려 그 상태로 5초간 유지한다.
3. ❶~❷를 20회 반복한다. 반대쪽도 같은 방법으로 실시한다.

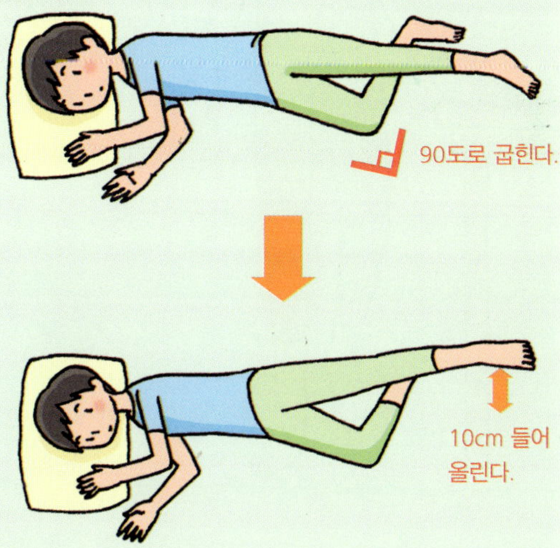

양쪽 각 1세트(20회)씩 실시한다.

로코모 트레이닝으로 언제까지나 건강하게

몸의 움직임에 관련된 부분·근골격계(로코모티브) 기능이 쇠약해져 일상생활의 자립도가 저하된 상태를 '로코모티브 신드롬(로코모)'이라고 한다.

로코모티브 신드롬은 추간판이나 연골의 약화로부터 시작된다. 서서히 자세가 나빠지고, 근력도 저하되어 허리나 무릎에 통증이 발생하게 된다. 이 때문에 이동 기능이 떨어져, 자립적인 일상생활이 어려워지게 되는 것이다. 로코모 트레이닝으로 건강수명을 늘리고, 활기찬 나날을 보내자.

로코모 트레이닝 1 균형 능력 기르기

한발 서기

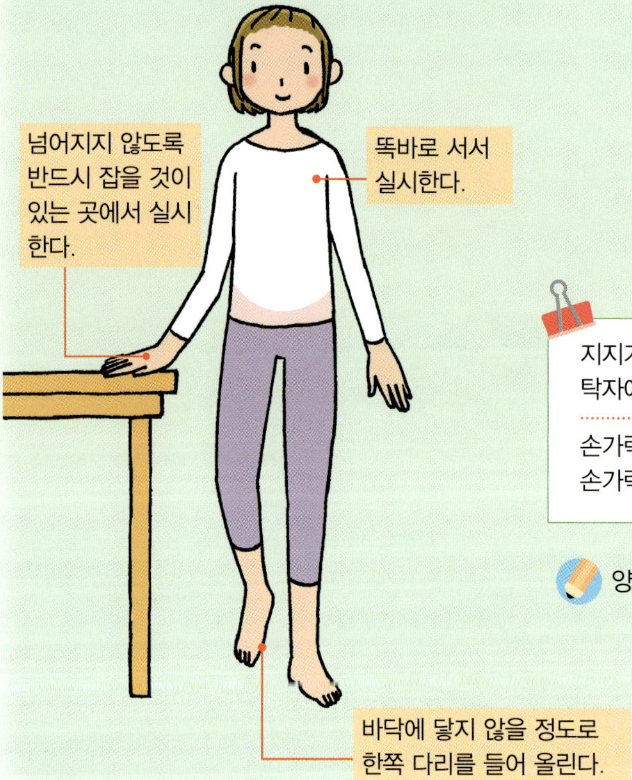
넘어지지 않도록 반드시 잡을 것이 있는 곳에서 실시한다.
똑바로 서서 실시한다.
바닥에 닿지 않을 정도로 한쪽 다리를 들어 올린다.

지지가 필요한 사람은 충분히 주의하여, 탁자에 양손이나 한 손을 짚고 실시한다.

손가락만 대고도 가능한 사람은 탁자에 손가락만 대고 실시한다.

양쪽 각 1분씩, 1일 3회 실시한다.

용어해설

건강수명 : 건강상의 문제로 일상생활에 제한을 받지 않고 생활할 수 있는 기간을 말한다. 2000년 WHO(세계보건기구)에 의해 제창된 개념.

로코모 트레이닝 2　다리 근력 기르기

스쿼트

1 어깨너비보다 조금 넓게 다리를 벌리고 선다. 발끝을 30도 정도 벌린다.

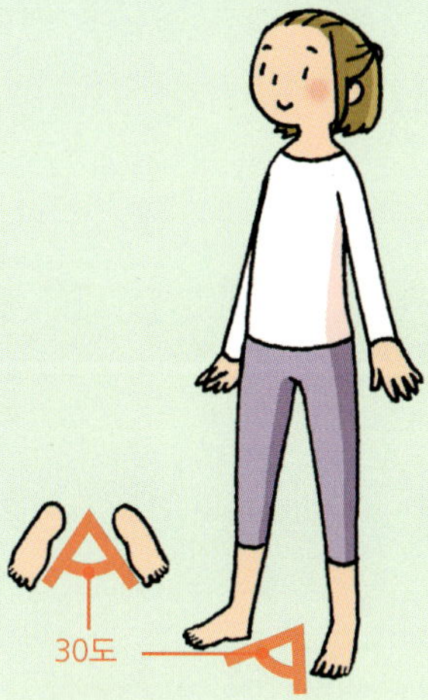

2 무릎이 발끝보다 앞으로 나오지 않도록 한다. 무릎이 바깥쪽을 향하지 않도록 주의하며, 엉덩이를 당기듯이 몸을 아래로 내린다.

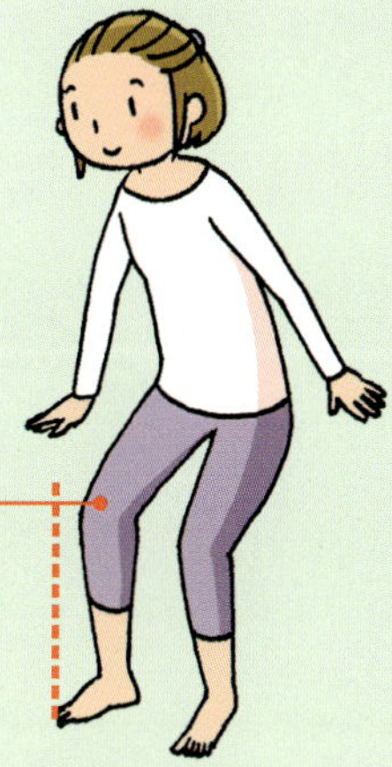

심호흡을 하듯 천천히 5~6회 반복한다. 1일 3세트 실시한다.

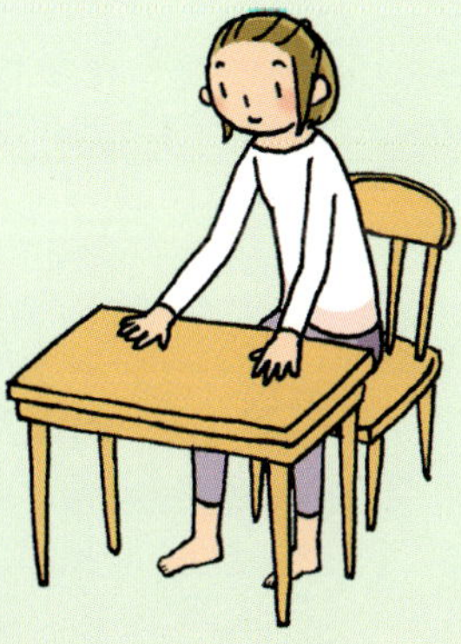

스쿼트를 할 수 없을 때에는 의자에 앉아 탁자에 손을 짚고 앉았다 일어서기 동작을 반복한다.

- 동작 중에는 숨을 참지 않는다.
- 무릎에 과도한 부담이 가지 않도록 90도 이상 굽히지 않는다.
- 허벅지 앞이나 뒤쪽 근육에 제대로 힘이 들어가는지 의식하며 천천히 실시한다.
- 지지가 필요한 사람은 탁자에 손을 짚고 조심히 실시한다.

* 참고: 『공익 사단법인 일본 정형외과학회 로코모 팸플릿』

다리와 허리를 단련하는 유산소 운동

스트레칭이나 근력운동과 더불어 유산소 운동을 실시하면 다리와 허리 근육을 한층 더 단련할 수 있다. 그뿐만 아니라 혈액순환 촉진, 골밀도 증가, 비만 감소, 스트레스 해소 등 다양한 효과를 기대할 수 있다. 유산소 운동 중, 가장 편하게 시도할 수 있는 것이 워킹이다. 단, 방법이 잘못되면 오히려 증상을 악화시킬 수 있다.

과도하지 않게, 하루에 20~30분, 주 2일 정도를 목표로 한다. 다리와 허리에 부담이 가지 않도록 가능한 한 평탄한 흙 길을 걷는 것이 좋다. 쿠션 기능이 좋은 신발을 신고, 바른 자세로 걷는 것이 중요하다.

가벼운 워킹에도 힘들어지는 사람은 수중 워킹이나 실내용 자전거, 수중 운동(아쿠아로빅)을 추천한다. 부력이 있기 때문에 무릎이나 허리에 부담이 적고, 물의 저항을 통해 보다 높은 운동 효과를 얻을 수 있다.

워킹

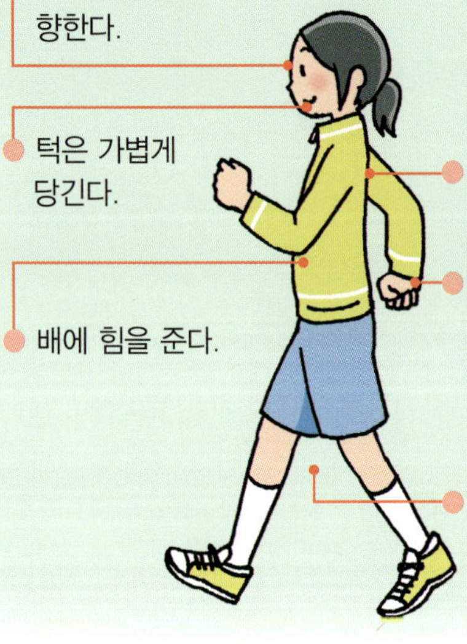
바른 자세로 걷자
시선은 정면을 향한다.
턱은 가볍게 당긴다.
배에 힘을 준다.
등은 자연스럽게 편다.
양손을 가볍게 쥐고, 리드미컬하게 흔든다
보폭은 약간 크게

- 통증이 심하거나 비만인 사람은 사전에 의사와 상담한다.
- 너무 무리하지 않는다.
- 아스팔트보다 흙길, 평탄한 길로
- 쿠션 기능이 좋은 워킹화를 신는다.

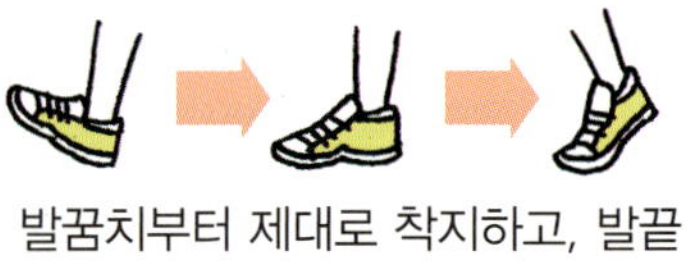

발꿈치부터 제대로 착지하고, 발끝으로 차고 나간다.

용어해설 유산소 운동 : 조깅이나 수영, 사이클링 등 긴 시간 동안 실시하는 운동. 체내에 산소를 흡수하여 지방을 연소시키고, 그것을 에너지원으로 한다.

수중 워킹

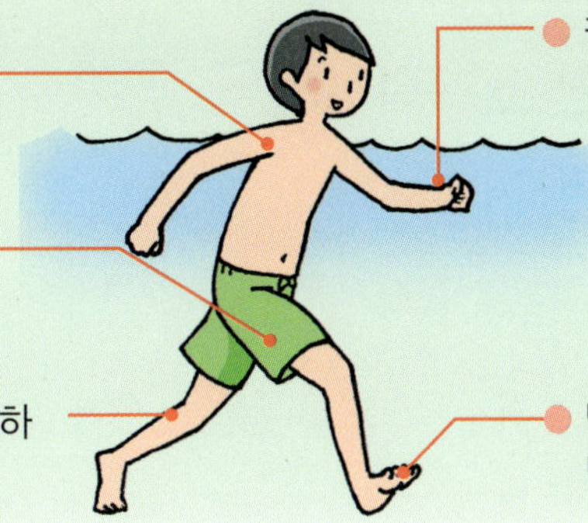

- 약간 앞으로 숙인다.
- 허벅지를 앞으로 높이 올린다.
- 최대한 보폭을 넓게 하여 천천히 걷는다.
- 팔을 크게 흔든다.
- 발꿈치부터 착지하여 발끝으로 차고 나간다.

수중 스트레칭

1 발끝과 무릎을 같은 방향으로 하고, 다리를 어깨 너비로 벌린다.

2 허리를 아래로 내렸다가 올리며, 굴곡·신전 운동을 한다.

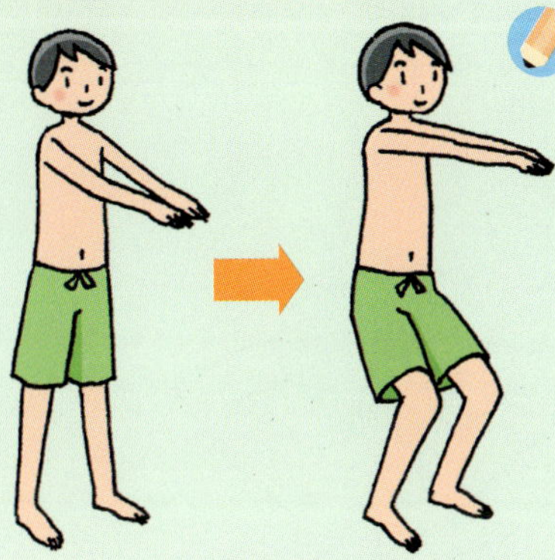

1세트(10~20회)를 실시한다.

가볍게 점프해도 좋다.

자연스러운 호흡으로

편안하게 물의 저항을 느끼며 이완한다.

수중 근력운동

1 다리를 넓게 벌리고, 가볍게 무릎을 굽힌다.

2 양팔을 앞으로 뻗은 채로, 상체를 좌우로 돌린다.

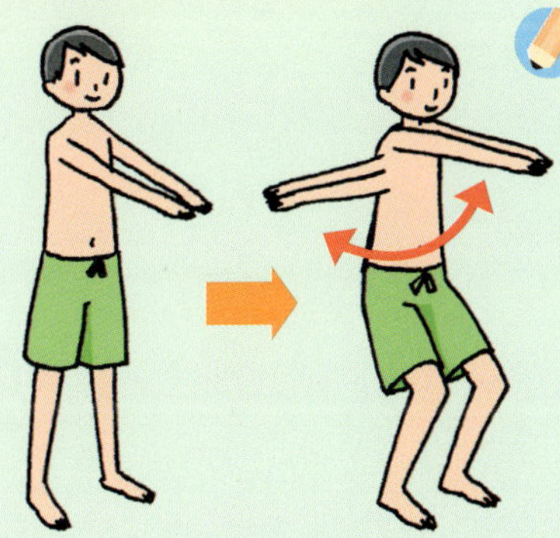

1세트(10~20회)를 실시한다.

손바닥이 정면을 향하게 하면 부하가 증가한다.

몸을 움직이는 속도에 따라 물의 저항 강도가 변하므로, 무리하지 않는 속도로

집에서 할 수 있는 마사지

환부를 따뜻하게 하면 효과적이다.

만성적인 허리나 무릎 통증에는 마사지가 효과적이다. 마사지에는 근육 뭉침과 긴장을 풀어주고, 혈액 순환을 좋게 하는 효과가 있다.

환부를 따뜻하게 하면 보다 효과적이므로 가능하면 입욕 후에 하는 것이 좋다. 찜질 수건 등으로 따뜻하게 하는 것도 추천한다.

허리 마사지

1. 갈비뼈 아래부터 허리까지 위아래로 문지른다. 처음에는 가볍게 하다가 점점 강도를 높인다.
2. 척추의 양옆을 엄지와 나머지 네 손가락으로 쥐고 주무른다.
3. 허벅지 위쪽을 양손으로 누르며 장딴지까지 내려간다.

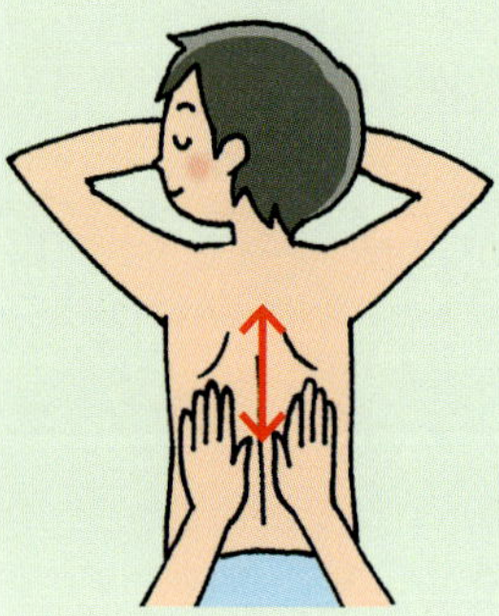

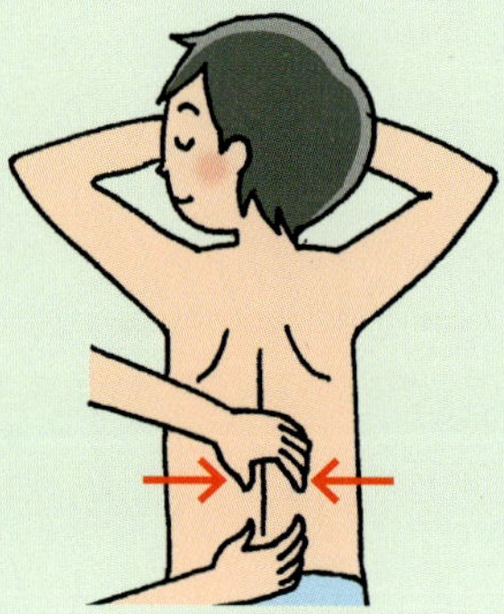

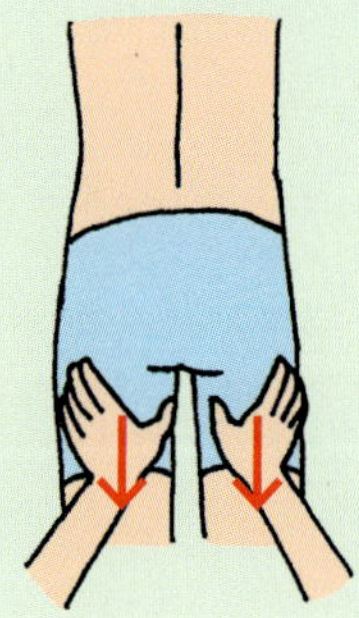

용어해설

마사지 : 손으로 피부에 적당한 자극을 줌으로써, 혈액순환이나 림프액의 흐름을 좋게하는 치료법. 근육의 긴장을 풀고, 이완시키는 효과도 있다.

무릎 마사지

1 양손으로 오금 부위를 주무른다. 너무 세지 않도록 주의

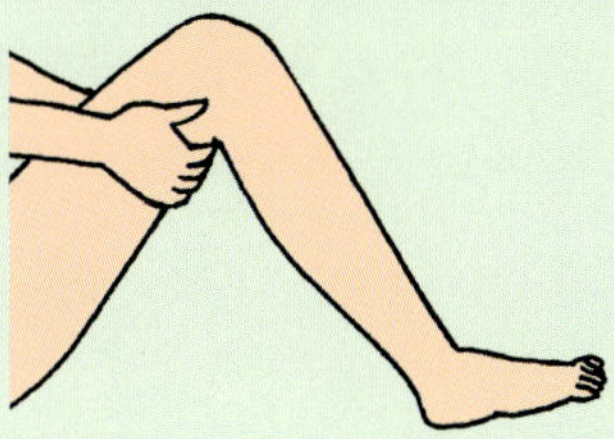

2 엄지와 나머지 네 손가락으로 장딴지를 쥐고, 아래에서 위로 원을 그리듯이 주무른다.

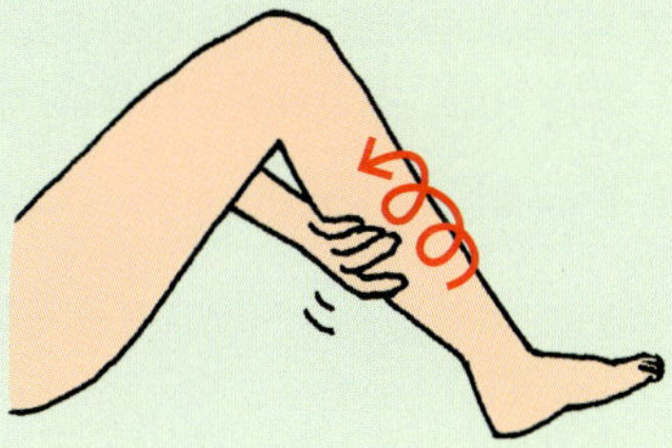

3 무릎에서 허벅지 위쪽을 향해 천천히 문지른다.

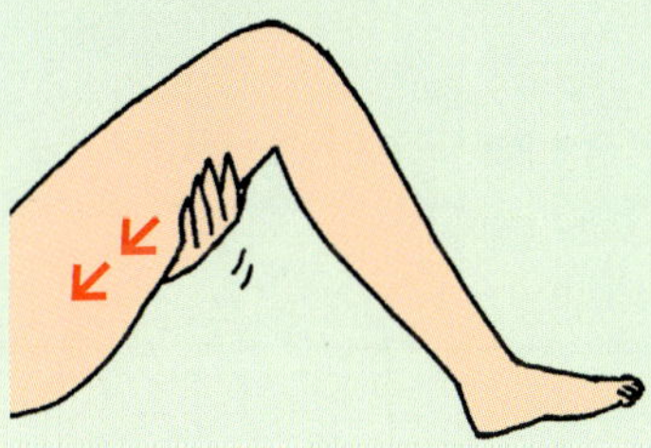

4 허벅지 앞쪽을 쥐었다 놓기를 반복한다.

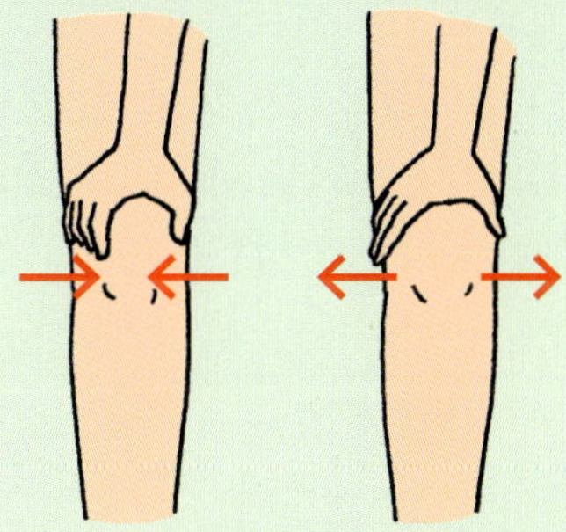

5 엄지와 검지로 무릎뼈를 쥐고, 상하좌우로 가볍게 흔든다.

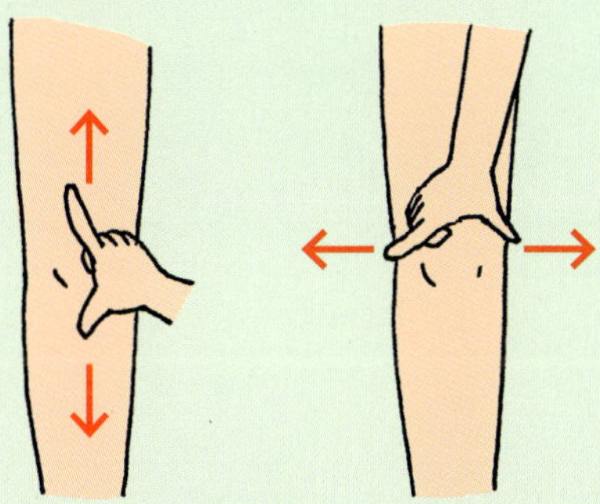

6 손바닥 전체로 감싸듯이 무릎뼈 위에 손을 얹고, 상하좌우로 천천히 움직인다.

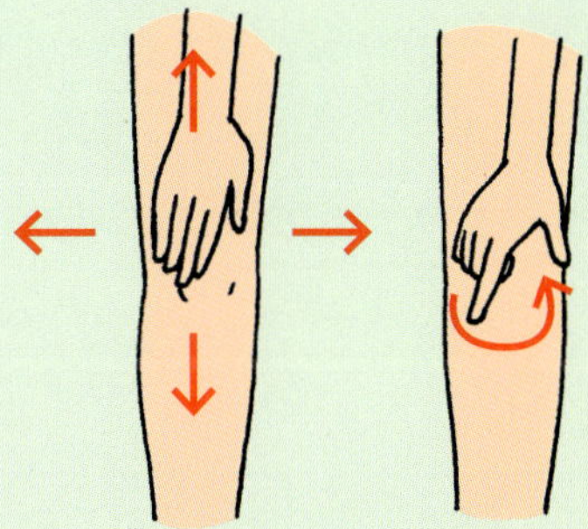

보온을 위한 최적의 목욕법

집에서 간편하게 할 수 있는 온열요법

허리나 무릎이 아플 때 몸이 차가워지는 것은 금물이다. 근육이 긴장되어 혈액순환이 나빠져, 통증이 더욱 악화되기 때문이다. 집에서 간편하게 몸을 따뜻하게 하는 데는 목욕이 최고이다. 욕조에 몸을 담그는 것만으로도 온열 효과가 있지만, 보다 높은 효과를 위해 '온랭 교대욕'을 추천한다.

온랭 교대욕

교대로 차갑게 하거나 따뜻하게 하면 보다 혈액순환이 촉진되어 신진대사가 높아진다.

1 40~42도의 욕조에 10분 정도 몸을 담그고, 충분히 몸을 따뜻하게 한다.

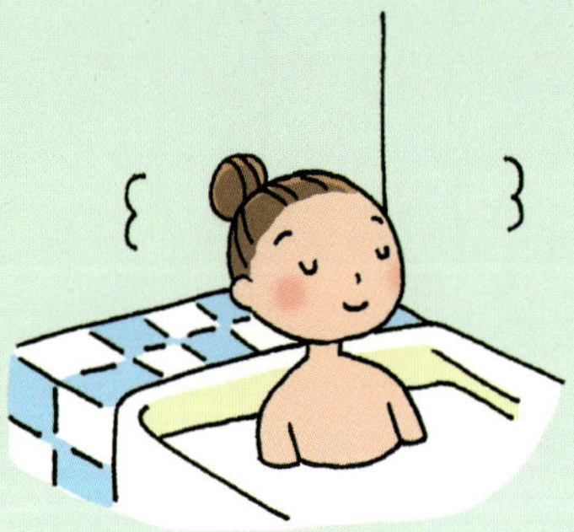

2 환부에 15~20도의 냉수 샤워를 한다.

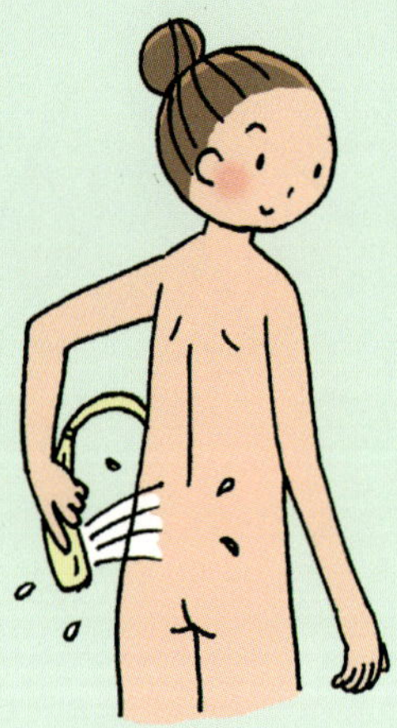

3 다시 욕조로 들어가 5분 정도 몸을 따뜻하게 한다.

2~3을 5회 정도 반복한다.

용어해설

온열요법 : 열이나 전자파, 초음파 등의 에너지를 이용해 몸을 따뜻하게 하여 혈액순환 촉진, 통증 완화, 이완 등의 효과를 얻는 치료법

목욕시간을 활용한 욕조 스트레칭

부력이 있고, 몸도 따뜻한 상태라서 편안하게 스트레칭을 할 수 있다.

1 한쪽 무릎을 가슴으로 당기고 10초간 유지한다. 반대쪽도 같은 방법으로 실시한다.

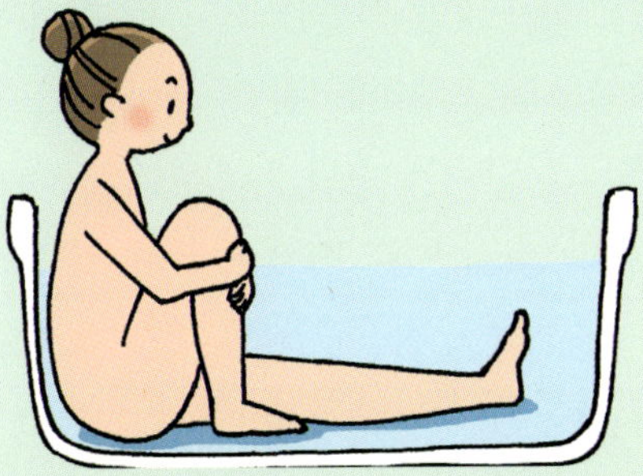

2 양쪽 무릎을 가슴으로 당기고 10초간 유지한다. 이때 발끝은 살짝 뜨게 한다.

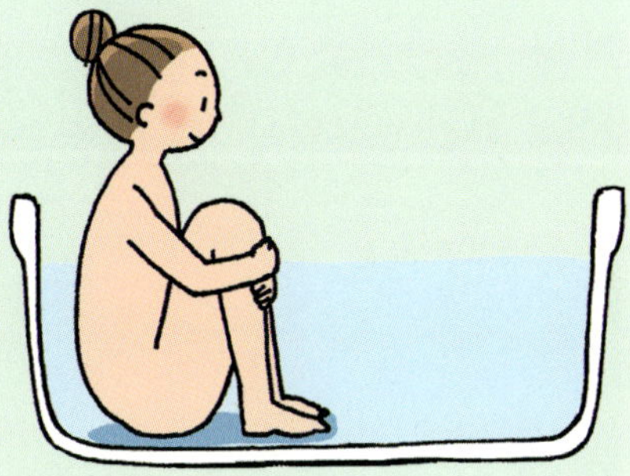

3 한쪽 오금을 양팔로 감싸 가슴으로 당기고 10초간 유지한다. 반대쪽도 같은 방법으로 실시한다.

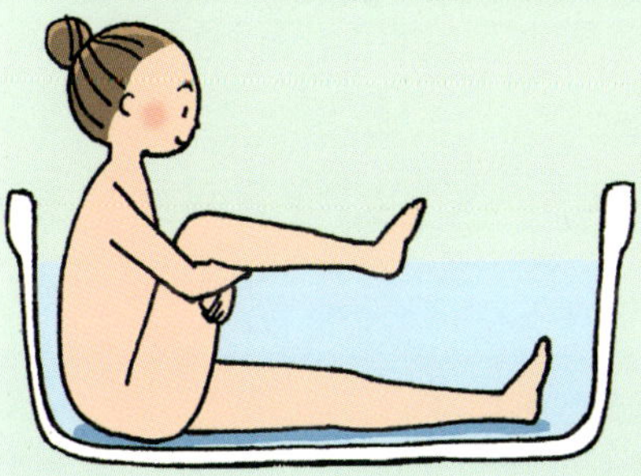

4 양쪽 오금을 양팔로 감싸 가슴으로 당기고 10초간 유지한다.

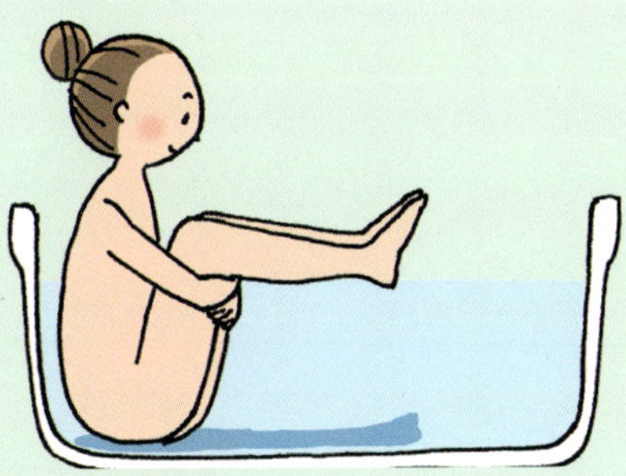

욕조가 좁거나 미끄러지기 쉬운 경우에는 주의가 필요하다.
다른 질환이 있는 사람은 의사와 상담 후 실시한다.

허리 · 무릎 통증을 이겨내는 생활

통증을 이겨낸다는 마음가짐으로 극복하자

허리나 무릎이 아프면 움직이기 귀찮아지고, 집에만 있고 싶어진다.

아프니까 아무것도 할 수 없게 되어 행동이 소극적으로 되면 통증을 보다 더 강하게 느끼고, 또한, 근력이 약해져 신체 기능도 저하되어 점점 로코모를 초래하게 된다.

로코모는 예방할 수 있고, 다시 회복할 수 있는 병으로 알려져 있다.

지금 있는 기능에 눈을 돌려 나름의 즐거움이나 목표를 가지고, 뼈와 근육의 상태를 잘 유지하여 기능을 강화해 나갈 방법을 생각하자.

통증으로 어려움을 겪고 있는 경우에는 병원에서 적절한 치료를 받는 것과 동시에 일상생활 속에서 허리와 다리에 부담이 가는 동작을 피하고, 스트레칭이나 근력운동 등 적당한 운동을 하자.

예를 들어 30분을 계속 걷지 못해도 쉬엄쉬엄 무리하지 않으면 걸을 수도 있다. 지팡이나 카트를 이용하면 걸을 수 있는 사람도 있을 것이다.

지팡이는 사람들의 시선 때문에 외면받기 쉽지만, 지금은 패셔너블한 제품들이 많이 나오고 있다. 모자나 안경처럼 실용과 멋을 겸한 소품의 하나로 생각하자. 사용할 수 있는 것은 적극적으로 사용하도록 한다.

노화에 의한 요통이나 무릎 통증은 어느 정도 받아들이는 자세도 필요하다.

통증이 있어도 지지 말고, 나답게 인생을 즐기자.

밝고 긍정적인 마음을 가지는 것이, 통증을 극복해 로코모에서 해방되고, 보다 오래 자신의 신체 기능을 유지하는 것으로 이어진다.

용어해설

카트 : 실버 카나 노인 보행기 등 보행 보조기가 시중에 판매되고 있다. 낙상 예방에 도움이 되고, 간이용 의자 등 외출을 지원하는 기능이 함께 포함되어 있다.

참고문헌

● 『スーパー図解　腰・ひざの痛み』
星川吉光監修 (法研)

● 『スーパー図解　坐骨神経痛』
久野木順一監修 (法研)

● 『スーパー図解　変形性股関節症・膝関節症』
柳本繁監修 (法研)

● 『快速まるわかり　腰・ひざの痛みを解消する』
柳本繁監修 (法研)

● 『自分で防ぐ・治す　腰・ひざの痛み』
帯津良一　都築暢之監修 (法研)

● 『名医が語る最新・最良の治療
腰部脊柱管狭窄症・腰椎椎間板ヘルニア　ベスト×ベストシリーズ』
高橋寛, 遠藤健司, 渡辺航太, 江幡重人, 種市洋, 和田明人, 渡辺雅彦, 大島正史, 曽雌茂,川端茂徳, 出沢明著

● 『これで安心!　腰痛・坐骨神経痛』
戸山芳昭監修 (高橋書店)

● 『別冊NHKきょうの健康　腰痛』
菊地臣一総監修 (NHK出版)

● 『別冊NHKきょうの健康　肩・腰・ひざの痛み』
伊藤達雄総監修 (NHK出版)

● 『NHKテレビテキスト きょうの健康 2014年4月号、5月号、12月号』
(NHK出版)

● 『MISt手技における経皮的椎弓根スクリュー法 基礎と臨床応用』
日本MISt研究会 (三輪書店)

● 『ロコモパンフレット2015年度版 ロコモシンドローム』
公益社団法人 日本整形外科学会

찾아보기

한글 찾아보기

ㄱ

ㄴ, ㄷ, ㄹ

ㅁ, ㅂ

ㅋ, ㅌ, ㅍ, ㅎ

영문 찾아보기

A, C, H, J

L, N, O, P, R

S, T

기 타